医学免疫学 实验原理和技术

主　编　储以微　陆　青

编　者（按姓氏笔画排序）

汪路曼　张伟娟　陆　青

邵红霞　林玉丽　徐　薇

储以微

复旦大學出版社

图书在版编目(CIP)数据

医学免疫学实验原理和技术/储以微,陆青主编. —上海：复旦大学出版社，2020.4（2023.12重印）
ISBN 978-7-309-14843-5

Ⅰ.①医… Ⅱ.①储… ②陆… Ⅲ.①医学-免疫学-实验 Ⅳ.①R392-33

中国版本图书馆 CIP 数据核字(2020)第 019676 号

医学免疫学实验原理和技术
储以微　陆　青　主编
责任编辑/贺　琦

复旦大学出版社有限公司出版发行
上海市国权路 579 号　邮编：200433
网址：fupnet@fudanpress.com　http://www.fudanpress.com
门市零售：86-21-65102580　团体订购：86-21-65104505
出版部电话：86-21-65642845
上海新艺印刷有限公司

开本 787 毫米×1092 毫米　1/16　印张 9.5　字数 209 千字
2023 年 12 月第 1 版第 3 次印刷

ISBN 978-7-309-14843-5/R·1785
定价：48.00 元

Preface

前　　言

免疫学是医学与生命科学中的一门基础性和支柱性前沿学科，在医学基础和临床应用中具有关键作用。免疫学发展日新月异，得益于其研究方法和技术的不断创新发展，而新型免疫学技术的不断涌现，又带动了免疫学及其相关学科的理论及研究突破。利用基因敲除小鼠发现 Toll 样分子及功能，以及利用抗体技术研制抗 CTLA4 和抗 PD-1 抗体治疗肿瘤取得可喜成果，分别获得了 2011 年度和 2018 年度诺贝尔生理或医学奖，证明技术推动了理论研究和转化应用。因此，全面了解免疫学经典和新型实验技术，将有助于加深对免疫学理论知识的掌握，以及开展免疫学相关研究，这正是编写《医学免疫学实验原理和技术》的目的所在。

本书共 14 章，基本涵盖了医学免疫学研究所需实验原理和技术，包括免疫细胞分离、纯化、表型和功能检测；抗体制备、酶免疫分析技术、荧光免疫分析技术、化学发光免疫分析技术、免疫组化技术、免疫印迹技术、免疫沉淀技术和流式细胞术等现代常用检测技术；另设章节介绍免疫疾病动物模型制备技术，以及经典的凝集和沉淀反应等，为研究者提供专业免疫学研究方法。相较于已有的医学免疫学实验教材，本书注重于免疫学研究原理和技术的创新性和实用性，侧重介绍实验原理、具体操作步骤、可能难点和破解技巧。本书内容新颖全面，简明易懂。适用于基础医学、临床医学、公共卫生学、药学以及护理学的本科生，也适用于从事免疫学及相关研究的研究生、科研工作者以及临床检验、免疫生物治疗科等临床科室工作人员，有助于快速和系统地掌握免疫学经典和先进技术，更好地在实践中应用。

本书编者是由一支在实验教学中授课经验丰富，在一线研究中全面掌握免疫学实验研究原理和技术的年轻教师队伍组成，主要成员均有在海外学习和研究经历。本书是责编及全体编写人员共同努力、通力合作的结果，在此表示衷心感谢。由于免疫学发展日新月异，新技术不断涌现，编写内容难免存在疏漏之处，恳请读者批评指正，以利于我们今后再版时不断完善与提高。

储以微

2019 年 12 月

Contents

目　　录

第一章

巨噬细胞分离和功能测定

单核-巨噬细胞系统是机体固有免疫系统中重要的细胞成分，包括血液中的单核细胞和组织中固定或游走的巨噬细胞(macrophage, Mφ)。单核细胞从骨髓释放入血，穿越血管内皮细胞，进入组织后分化为巨噬细胞。定居在不同组织中的巨噬细胞有不同的命名，例如肝脏的库普弗细胞、肺脏的肺巨噬细胞、神经组织的小胶质细胞、骨髓的破骨细胞等。结缔组织、淋巴结和脾脏中也广泛分布着巨噬细胞。

巨噬细胞可非特异性吞噬异物、细菌、衰老和突变的细胞等，参与维持机体内环境的稳定、抗感染与抗肿瘤免疫。此外，巨噬细胞在特异性免疫应答的诱导与效应中也具有十分重要的调控作用。在免疫应答的起始阶段，巨噬细胞作为抗原呈递细胞(antigen presenting cell, APC)摄取和处理抗原，以抗原肽- MHC Ⅱ类分子复合物的形式将抗原呈递给辅助 T 细胞，启动 Th1 型特异性免疫应答；在免疫应答的效应阶段，活化后的巨噬细胞趋化到病灶周围，以更有效地吞噬细菌、杀伤靶细胞。

病原体感染时，巨噬细胞通过模式识别受体(pattern recognition receptor, PRR)识别病原微生物保守的病原体相关模式分子(pathogen-associated molecular pattern, PAMP)，进而，其表面 MHC Ⅱ类分子和共刺激分子表达上调，释放多种细胞因子(如 IL-1、TNF、IL-12 和 IL-23)和趋化因子(如 MIP、MCP-1 等)，参与免疫应答的起始和调控。单核-巨噬细胞系统功能失调可引起多种疾病。

巨噬细胞的吞噬功能很强，其吞噬作用由细胞表面不同的受体介导。例如凝集素样受体识别微生物表面的糖基；玻连蛋白受体识别凋亡相关分子；补体受体通过 C3bi 或 C3d 与抗原-抗体复合物结合；FcR 通过抗体 Fc 段与表达相应抗原的靶细胞(如肿瘤细胞和病原体)结合，增强巨噬细胞对靶细胞的吞噬能力(即 ADCC 作用)。细胞因子等可通过调节巨噬细胞表面受体的表达影响巨噬细胞的吞噬和杀伤功能。此外，抗体可增强巨噬细胞的吞噬和杀伤功能，称为抗体的调理作用，此时抗体与靶细胞表面抗原特异性结合，抗原-抗体复合物通过抗体的 Fc 段与巨噬细胞表面的 Fc 受体(FcR)结合，促进巨噬细胞对靶细胞的吞噬和杀伤作用。

在巨噬细胞的相关研究中，单核-巨噬细胞的分离和纯化是研究单核-巨噬细胞功能和特性的起始环节。实验中常用的原代巨噬细胞包括腹腔巨噬细胞和骨髓来源的巨噬细胞。本章介绍巨噬细胞的分离、纯化、活化及相关功能检测。

第一节　腹腔巨噬细胞的分离和纯化

分离人单核-巨噬细胞主要用 Percoll 离心法从人外周血中获得。分离小鼠巨噬细胞可选取不同组织器官来源，其中以小鼠腹腔巨噬细胞取材最为方便，应用广泛。

下面以小鼠腹腔巨噬细胞的分离为例进行介绍。未经刺激的小鼠腹腔中可得到(2～3)$\times 10^{6}$ 个的腹腔细胞，其中静止状态的巨噬细胞占 50%～70%。如果先将一些刺激物注入小鼠腹腔，几天后收集腹腔细胞，则可以得到大量炎性巨噬细胞[每只小鼠为(1～2)$\times 10^{7}$ 个]。

小鼠的腹腔细胞除含有巨噬细胞外，还含有少量淋巴细胞和粒细胞。单核-巨噬细胞具有很强的黏附能力，可黏附在塑料或玻璃表面，而淋巴细胞无此特性，因此可借助贴壁法将单核-巨噬细胞和淋巴细胞分开，纯化巨噬细胞。此法所分离的单核-巨噬细胞纯度较低，但方法简单，常用于巨噬细胞的初步纯化。需注意的是，贴壁法纯化巨噬细胞快捷简单，但可能诱导巨噬细胞活化。

Percoll 是一种经聚乙烯吡咯烷酮(PVP)处理的硅胶颗粒，经高速离心后形成一个从管底到液面密度逐渐递减的连续密度梯度，将单个核细胞悬液轻轻叠加在液面上，低速离心后，便得到 4 个细胞层。表层为死细胞残片和血小板；底层为粒细胞和红细胞；中间有 2 层，上层富含巨噬细胞，下层富含淋巴细胞。使用该方法也可纯化出所需的巨噬细胞。对于巨噬细胞纯度要求严格的实验，还可采用磁珠分选或流式细胞仪分选。

【材料与试剂】

(1) 小鼠(6～8 周龄)。

(2) 无菌巯基乙酸肉汤或 4%淀粉肉汤。

(3) DMEM－20：含有 20%胎牛血清的 DMEM 完全培养基。

(4) DMEM－10：含有 10%胎牛血清的 DMEM 完全培养基。

(5) DMEM－0：无血清的 DMEM 培养基。

(6) Percoll 细胞分离液(密度 1 113 g/L)。

(7) 75%乙醇、磷酸盐缓冲液(PBS，pH 值 7.4)、台盼蓝染色液、无菌剪刀、镊子、小鼠固定板、15 ml 离心管。

【实验流程】

1. 小鼠腹腔巨噬细胞分离

(1) 消毒小鼠腹部，腹腔注射 2 ml 无菌巯基乙酸肉汤或 4%淀粉肉汤。3～4 d 后颈椎脱位处死小鼠。

(2) 如收集静息状态的腹腔巨噬细胞，不注射肉汤，直接从此步骤开始。放血处死小鼠(可减少腹腔中的红细胞)，将小鼠浸入 75%乙醇中浸泡消毒 3～5 min。

(3) 固定小鼠，剪开腹部皮肤，暴露腹膜。

(4) 用注射器沿腹中线注入 5 ml PBS，同时从两侧用手轻轻揉压小鼠腹膜 5 min，注意此时针头不宜拔出。

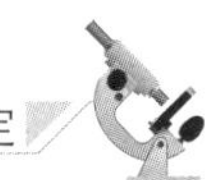

(5) 针头轻轻挑起腹壁，小鼠微倾向一侧，使腹腔中液体集于针头下，将腹腔灌洗液吸取入针管内。小心拔出针头，把腹腔灌洗液注入干净的离心管中。

(6) 收集的腹腔灌洗液于 4 ℃下 250 g 离心 10 min，去上清液。PBS 洗涤细胞 2～3 次，弃上清液。

(7) 取 2 ml 的 DMEM－10 重悬腹腔巨噬细胞，取 10 μl 细胞悬液使用台盼蓝染色法检测细胞活力，调整细胞至合适浓度备用。

2. 贴壁法纯化巨噬细胞

(1) 用 DMEM－20 调节巨噬细胞浓度。以(2～4)×10^5 个/cm^2 巨噬细胞的密度将巨噬细胞接种到玻璃或塑料培养皿(瓶)中。37 ℃、5% CO_2 细胞培养箱中培养 1～2 h 或过夜。

(2) 摇晃培养皿(瓶)，然后充分吸弃未贴壁细胞。加入 DMEM－0 洗涤细胞 3～4 次。

(3) 加入适量含 EDTA 的胰酶消化液，37 ℃消化贴壁细胞 15～30 min，吸弃消化液，加入适量 DMEM－10。

(4) 吸管吹打收集贴壁的巨噬细胞，加入离心管中。250 g 离心 10 min，去上清液。

(5) 适量 DMEM－10 重悬巨噬细胞，取 10 μl 细胞悬液使用台盼蓝染色法检测细胞活力，调整巨噬细胞至所需浓度备用。

3. Percoll 离心法纯化巨噬细胞

(1) 用 DMEM－10 重悬细胞，调整浓度为(2～5)×10^7 个/ml。

(2) 在 15 ml 离心管中加入 7 ml Percoll 和 6 ml PBS。室温下 21 000 g 离心 40 min，以形成连续的 Percoll 梯度。

(3) 轻轻地将细胞悬液加到形成的梯度上，离心机的加速和降速速度均设置为最低档，4 ℃下 1 000 g 离心 20 min。

(4) 用吸管仔细吸去顶层不透明带的细胞(该层为死细胞、碎片和少量血小板)。用新的离心管收集第二层细胞，其中含 70%～90%巨噬细胞。

(5) 洗涤并计数纯化的巨噬细胞，以台盼蓝染色法检测细胞活力，调整细胞至合适浓度备用。

【注意事项】

(1) 雄性小鼠肠壁脂肪多，不利于腹腔灌洗液的收集；选择 6～8 周雌性小鼠较好。

(2) 在收集腹腔灌洗液时，操作应小心，避免刺破血管或肠壁。

(3) 增加洗涤次数可提高巨噬细胞的纯度。

(4) 小鼠腹腔巨噬细胞与培养皿黏附牢固，可用专用橡皮细胞刮子收集贴壁细胞。

(5) 1 h 贴壁法耗时短，但会损失部分黏附力弱的巨噬细胞。过夜培养可提高巨噬细胞获得率，并且使用 20%～40%的小牛血清可以减少淋巴细胞的黏附。

(6) 此法可用于分离豚鼠或兔腹腔巨噬细胞。此时选用 600 g 左右的豚鼠或 3 kg 左右的兔腹腔注射巯基乙酸肉汤或淀粉肉汤，豚鼠用量为 20 ml、家兔用量为 50 ml。收集腹腔灌洗液细胞时，向豚鼠腹腔注入 20～40 ml、兔腹腔注入 50～70 ml 预冷的 PBS 或 DMEM－0。

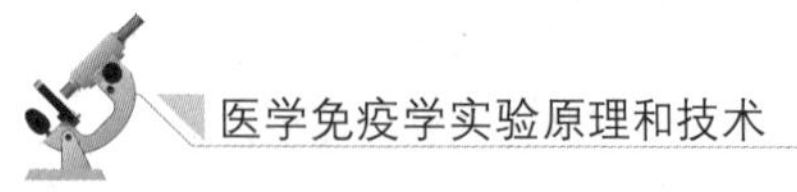

第二节　巨噬细胞吞噬功能检测

鸡红细胞是有核细胞，较易辨别，可作为巨噬细胞吞噬功能检测的靶细胞。实验时将待测巨噬细胞与适量的鸡红细胞混合，置37 ℃孵育一段时间，使巨噬细胞吞噬鸡红细胞，然后离心取细胞沉淀制成细胞涂片，染色镜检，观察吞噬有鸡红细胞的巨噬细胞，计算吞噬百分率和吞噬指数。

巨噬细胞吞噬细菌的检测原理同上，只是用细菌代替鸡红细胞。不同之处在于该实验用FITC荧光素标记细菌。经FITC荧光素标记的细菌与巨噬细胞混合，待巨噬细胞吞噬完成后，洗出游离的FITC标记细菌，通过流式检测巨噬细胞吞噬细菌的荧光值反映巨噬细胞的吞噬功能。

若要进一步区分被巨噬细胞吞噬的细菌和黏附于巨噬细胞表面的细菌，可联合运用EB染料进行染色。其原理是EB不能进入巨噬细胞，被吞噬的细菌不能被EB着色，荧光显微镜下或流式检测呈现FITC的绿色荧光；但EB可进入黏附于巨噬细胞表面的细菌，荧光检测时FITC的绿色荧光激发EB染料，使其发出红色荧光。由此可以区分巨噬细胞内吞的细菌(绿色荧光)和黏附于巨噬细胞表面的细菌(红色荧光)。

【材料与试剂】

1. 巨噬细胞吞噬鸡红细胞

(1) 鸡红细胞悬液。

(2) 待测巨噬细胞(可经不同刺激剂处理)。

(3) PBS、0.8%戊二醛、姬姆萨染液、香柏油、载破片、水浴箱、离心机、光学显微镜。

2. 巨噬细胞吞噬FITC标记的细菌

(1) 热灭活的细菌。

(2) FITC荧光素，0.1 g/L。

(3) 含5%(体积比)胎牛血清的PBS，冰上预冷。

(4) 1.5 ml离心管、水浴锅、水平摇床、荧光显微镜。

【实验流程】

1. 巨噬细胞吞噬鸡红细胞

(1) 取适量的鸡红细胞，用PBS洗涤2～3次，每次500 g离心5 min，然后用PBS配制5%(体积比)的鸡红细胞悬液。

(2) 取10^6个经不同条件处理的待测巨噬细胞，用PBS稀释至终体积1 ml，加入5%鸡红细胞悬液[含$(5\sim6)\times10^6$个鸡红细胞]，置37 ℃水浴中孵育15～30 min，每隔5 min混匀细胞。

(3) 500 g离心10 min，去上清液，保留约50 μl液体。

(4) 用剩余的液体将细胞沉淀混匀，取细胞悬液制备细胞涂片，以0.8%戊二醛固定5 min，待干燥后加姬姆萨染色0.5～1 min。

(5) 涂片干燥后加香柏油于油镜下观察，计数100个巨噬细胞，记录其中吞噬有鸡红细

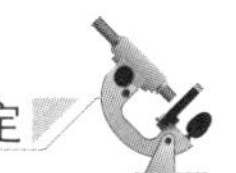

胞的巨噬细胞，结果用吞噬百分率表示，即 100 个巨噬细胞中吞噬了鸡红细胞的巨噬细胞数目；或者用吞噬指数表示，即平均每个巨噬细胞吞噬的鸡红细胞数目。

2. 巨噬细胞吞噬 FITC 标记的细菌

第一步：使用 FITC 标记细菌。

(1) 将对数生长期细菌置室温下 12 000 g 离心 10 min，弃上清液，调整细菌浓度至 2×10^8 个/ml。

(2) 加入 1 ml FITC 重悬细菌，25 ℃避光孵育 30 min，期间不时振荡混匀。

(3) 加入 10 ml PBS，4 ℃下 6 000 g 离心 5 min，洗涤细菌，去除游离的 FITC，重复洗涤 2～3 次，直至上清液中不含 FITC。

(4) 加入适量 PBS 重悬细菌，60 ℃热灭活 60 min。

(5) 加入 10 ml PBS，4 ℃下 6 000 g 离心 5 min，洗涤细菌，调整细菌浓度至 2×10^8 个/ml，此即 FITC 标记的细菌。

第二步：巨噬细胞吞噬 FITC 标记的细菌。

(1) 用 PBS 调整巨噬细胞浓度至 2×10^7 个/ml，1.5 ml 离心管中加入 0.1 ml 细胞悬液。

(2) 用 PBS 调整单细菌悬液至 2×10^8 个/ml。

(3) 在上述含巨噬细胞的塑料试管中，加入 0.1 ml 细菌悬液(每管 2×10^7 个细菌)。

(4) 加入 50 μl 预冷的血清，再加入 PBS 至终体积 1 ml，盖紧管盖，置于 37 ℃水平摇床上慢速摇动 20～30 min，使巨噬细胞充分吞噬 FITC 标记的细菌。

(5) 4 ℃下 250 g 离心 5 min，弃上清液。加入冰预冷的 PBS 混匀细胞，重复洗涤细胞 2～3 次，以彻底除去胞外未被吞噬的 FITC 标记的细菌。

(6) 用冰预冷的含 5%胎牛血清的 PBS 重悬巨噬细胞，调整细胞浓度为 1×10^6 个/ml。

(7) 加入 EB 调整终浓度为 50 μg/ml，混匀。

(8) 立刻取 10～20 μl 细胞悬液滴在载玻片上，置荧光显微镜下观测。记录 100 个含细菌的巨噬细胞，鉴别被巨噬细胞吞噬的细菌(绿色荧光)和黏附于巨噬细胞表面的细菌(红色荧光)。

(9) 计数 100 个巨噬细胞，计算吞噬百分率(吞噬细菌的巨噬细胞/巨噬细胞总数×100%)。

【注意事项】

(1) 实验时应掌握好吞噬时间，若时间过长，红细胞被消化和杀伤；若时间太短，吞噬会不充分。

(2) 巨噬细胞与鸡红细胞孵育时，每隔 5 min 混匀细胞，使巨噬细胞充分吞噬鸡红细胞。

(3) 细胞涂片密度应适度，过密时细胞重叠影响结果判断，过少时则影响计数。

(4) EB 染色后应立即进行观测，随着时间的延长，EB 会缓慢进入巨噬细胞，使内吞的细菌呈现为红色，但所需时间较长。

(5) 巨噬细胞和 FITC 标记细菌的最佳比例需通过预实验确定，一般为 1∶(10～200)。

(6) 巨噬细胞和 FITC 标记细菌的最佳吞噬时间是实验成功的关键因素之一，可在 1 h

内每隔 10～15 min 连续取点进行监测。

第三节　经典活化的巨噬细胞和替代活化的巨噬细胞

根据巨噬细胞不同的分化程度、活化状态以及外界激活因子的差异，巨噬细胞呈现出复杂的异质性。经典活化的巨噬细胞（classically activated macrophage，M1 型巨噬细胞）和替代活化的巨噬细胞（alternatively activated macrophage，M2 型巨噬细胞）是在形态、表型、代谢特征及生物学行为等方面存在显著差异的 2 类巨噬细胞。

M1 型巨噬细胞可被诸如 IFN－γ、LPS、GM－CSF、TNF－α 等炎症刺激和细胞因子激活，为经典的巨噬细胞激活。其中，IFN－γ 在免疫应答早期来自天然免疫的 NK 细胞和 NK T 细胞，免疫应答后期则主要来自活化的抗原特异性 Th 细胞。

经活化后，M1 型巨噬细胞体积增大、溶酶体增多、代谢旺盛，产生呼吸暴发，消耗氧的同时释放大量活性氧中间体（reactive oxygen intermediate，ROI）和活性氮中间体（reactive nitrogen intermediate，RNI），抗感染及抗肿瘤效应显著增强。M1 型巨噬细胞具有强大的抗原呈递能力，表达高水平的 MHC－Ⅱ和 CD80、CD86 共刺激分子。同时，M1 型巨噬细胞分泌 IL－8、CXCL－10、MIP－1、CCL－5 等，可趋化中性粒细胞、树突细胞（DC）、NK 细胞和（或）T 细胞；分泌 IL－1、IL－6、TNF－α 等参与炎症反应；上调一氧化氮合酶（iNOS）合成 NO，有效杀灭病原体；合成多种基质蛋白酶如 MMP－1、MMP－2、MMP－7、MMP－9 和 MMP－12 降解胶原等细胞外基质。

M2 型巨噬细胞则可由 IL－4、IL－13、IL－10、免疫复合物、糖皮质激素等活化。经活化后，M2 型巨噬细胞上调甘露糖受体（mannose receptor，MR）、清道夫受体（scavenger receptor，SR）、FcγRII 和某些趋化因子（MDC/CCL22、PARC/CCL18、TARC/CCL17、AMAC－1 等）的表达，释放抑炎因子 IL－1Ra/IL－1F3、Ym1、Ym2、RELMa、IL－10 和 TGF－β 等，抗原呈递能力较低，不产生 NO，通过合成细胞外基质、上调精氨酸酶（arginase）合成多胺，参与纤维细胞增殖、血管生成等，参与伤口愈合和组织修复等过程。M2 型巨噬细胞还进一步分为多种亚型，如 IL－4 或 IL－13 诱导的 M2a 型，免疫复合物及部分 TLR 配体诱导的 M2b 型，IL－10、糖皮质激素或开环甾体类激素诱导的 M2c 型。

在常规巨噬细胞亚型鉴定的实验中，通过检测巨噬细胞分泌的细胞因子、趋化因子、代谢相关的酶主要包括 iNOS、精氨酸酶以及细胞表面分子等，区分 M1 型和 M2 型巨噬细胞。上述分子 mRNA 水平检测使用实时 PCR 的方法，细胞因子、趋化因子蛋白水平检测使用 ELISA 试剂盒或流式细胞术检测。iNOS 和细胞表面分子蛋白水平检测可使用流式细胞术，精氨酸酶的活性则通过分析其代谢物进行检测。M1 型和 M2 型巨噬细胞的检测方法类似，本节将以 M1 型巨噬细胞为例，介绍巨噬细胞活化和表型检测的实验方案。

一、M1 型巨噬细胞活化

静息状态的巨噬细胞体积小，几乎无杀伤活性。M1 型巨噬细胞在机体抗感染、抗肿瘤中具有重要作用。下面介绍的方法将巨噬细胞的活化分为致敏和激活 2 个阶段。经 IFN－

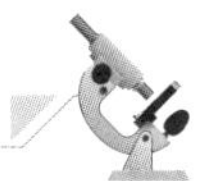

γ等致敏后，巨噬细胞进入一种无杀伤活性的中间阶段，然后加入LPS等激活剂，经过一段时间(48～72 h)诱导后，可检测到巨噬细胞对病原体、靶细胞的杀伤或所产生的活性氧介质和活性氮介质。

【材料与试剂】

(1) 静息状态小鼠巨噬细胞。

(2) DMEM－10：含有10%胎牛血清的DMEM完全培养基。

(3) 小鼠重组IFN－γ。

(4) 大肠埃希菌LPS，浓度1 μg/ml，DMEM－10配制。

(5) PBS(pH值7.4)、24孔细胞培养板。

【实验流程】

(1) 用DMEM－10调整待活化巨噬细胞的浓度为4×10^5个/ml。在24孔板中，每孔分别加入1 ml细胞悬液。

(2) 实验分组：设置对照组、IFN－γ组、LPS组、IFN－γ＋LPS组，每组2个或3个复孔。

(3) 在IFN－γ组和IFN－γ＋LPS组中，每孔加入终浓度为2 U/ml的IFN－γ，置37 ℃、5% CO_2细胞培养箱中培养4 h，诱导巨噬细胞致敏。

(4) 弃上清液，加入1 ml PBS，洗涤巨噬细胞，重复洗涤2次，每孔加入1 ml DMEM－10培养基。

(5) 在LPS组和IFN－γ＋LPS组中，每孔加入终浓度为10 μg/L的LPS。置37 ℃、5% CO_2细胞培养箱中培养1 h，诱导巨噬细胞活化。

(6) 弃上清液，加入1 ml PBS，洗涤巨噬细胞，重复洗涤2次，IFN－γ＋LPS组中即为活化的巨噬细胞，加入1 ml DMEM－10备用。

【注意事项】

(1) 根据需要调整巨噬细胞的起始用量，在6孔板或96孔板中进行活化。

(2) 由于巨噬细胞对内毒素非常敏感，所用试剂和培养基应不含内毒素。

(3) 根据巨噬细胞是否预先接触过某些活化因子、巨噬细胞的来源以及检测巨噬细胞功能时所采用的方法等，诱导巨噬细胞活化的最佳方案需相应调整。

(4) 不同批次IFN－γ、LPS刺激巨噬细胞的最佳浓度应根据预实验确定。

(5) 细胞内、外的多种因子(如TNF－α)可作为已致敏巨噬细胞的激活信号，这些分子均可替代LPS。

(6) 此方法也可用于炎性巨噬细胞的活化，活化后的炎性巨噬细胞能更有效地杀伤病原体和肿瘤细胞。

二、M1型巨噬细胞表型检测

活化后的M1型巨噬细胞表型可通过检测细胞因子、趋化因子、iNOS和细胞表面分子进行鉴定。上述分子的mRNA水平可使用实时PCR方法检测，蛋白水平的变化可用ELISA、流式细胞术等方法检测培养上清液中细胞因子、趋化因子的含量，用特异性抗体对细胞表面分子进行标记后采用流式细胞术检测。ELISA见第六章。以下介绍采用流式细胞术检测 M1 型巨噬细胞的表面分子。

直接法流式细胞术检测时，利用荧光标记的特异性抗体直接与待测巨噬细胞表面相应抗原分子结合，经洗涤去除游离荧光抗体后，流式检测细胞表面标记的荧光抗体种类和强度，鉴定巨噬细胞及其分化阶段。直接法流式细胞术操作简便，结果准确，同一细胞群可用多种抗体同时测定，但需注意这些抗体必须标记不同的荧光。实验过程中需同时设同型抗体对照组，并加入等量荧光标记的同型对照抗体；还需设细胞自发荧光对照管，其中只有待测细胞，不加入任何抗体。碘化丙啶(PI)只能使死细胞着色，利用这一点可排除死细胞对结果的干扰。

间接法流式细胞术检测时，先将细胞与未标记的特异性一抗混合，洗去未结合游离一抗后，再加入荧光标记的二抗，与细胞表面已结合的一抗特异性结合，使待测细胞标上荧光。本方法通用性好，一种荧光标记二抗可与多种一抗联合使用，但由于二抗一般为多克隆抗体，非特异性荧光背景较强，所以实验操作中应设置阴性或阳性对照组。另外，由于间接法流式细胞术检测时洗涤步骤增多，细胞易丢失，细胞数较少的标本应特别注意。

单核-巨噬细胞表达高水平的 FcR，进行间接法流式细胞术检测时，为避免 FcR 引起的非特异结合影响实验结果，建议尽量选用荧光标记的一抗，采用直接法检测巨噬细胞表型；或者采用荧光标记的 $F(ab')_2$ 作为二抗，减少 FcR 的非特异结合。

【材料与试剂】

1. 直接法流式细胞术检测巨噬细胞的表型

(1) 待测细胞悬液。

(2) 阻断抗体(如正常小鼠 IgG)，浓度 1 g/L。

(3) 荧光素标记的单克隆抗体：FITC－CD11b，PE－F4/80，APC－CD86。

(4) 荧光素标记的同型对照抗体。

(5) PBS，pH 值 7.2～7.4。

2. 间接法流式细胞术检测巨噬细胞的表型

(1) 待测细胞悬液。

(2) 阻断 IgG，浓度 3 g/L(如二抗来源于羊，则用正常羊血清 IgG 作为阻断抗体)。

(3) 未标记一抗(如大鼠抗小鼠 CD11b、F4/80、CD86)。

(4) 荧光标记的 $F(ab')_2$ 二抗(如一抗为大鼠抗小鼠，则荧光标记二抗选用抗大鼠 IgG)。

【实验流程】

1. 直接法流式细胞术检测

(1) 调整待测细胞浓度为 1×10^6 个/ml，在每支试管中加入 1 ml 细胞悬液。

(2) 每管加入 4 μl 阻断抗体，4 ℃孵育 10 min，阻断非特异性 FcR 结合。

(3) 加入适量荧光标记的单克隆抗体，终浓度为 5 μg/ml，避光冰上放置 15 min。

(4) 每管加入 3 ml PBS，200 g 离心 5 min，弃上清液，洗去未结合的游离抗体。

(5) 重复洗涤细胞 2～3 次，弃上清液。

(6) 加入 500 μl PBS，混匀细胞，4 ℃避光待检(上机前加入适量 PI，排除死细胞的干扰)。

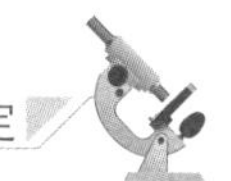

2. 间接法流式细胞术检测

(1) 调整待测细胞浓度为 2×10^7 个/ml,在每支 1.5 ml 离心管中加入 50 μl 细胞悬液(1×10^6 个细胞)。

(2) 加入 0.5 μl 阻断 IgG, 4 ℃孵育 10 min。

(3) 加入适量的未标记一抗(终浓度 5 μg/ml)混匀,4 ℃孵育 15 min。设置同型对照组,加入等量的同型对照一抗。

(4) 每管加入 500～800 μl PBS, 500 g 离心 3 min,弃上清液,洗去未结合的游离一抗。

(5) 每管加入适量荧光标记的抗 $F(ab')_2$ 段二抗(终浓度 5 μg/ml),混匀,避光冰上放置 15 min。

(6) 每管加入 500～800 μl PBS, 500 g 离心 3 min,弃上清液,洗去未结合的游离荧光二抗。

(7) 重复洗涤细胞 2～3 次,弃上清液。

(8) 加入 200 μl PBS,混匀,4 ℃避光待检。

【注意事项】

(1) 所有荧光抗体的最适工作浓度需根据预实验确定。

(2) 如进行双标或多标染色,可同时加入几种标记不同荧光的抗体。

(3) 样品中含有红细胞,如新鲜分离的骨髓细胞或脾细胞,则需在加入抗体前先裂解红细胞。

(4) 荧光抗体染色后应充分洗涤,注意混匀和离心速度,减少细胞团块和碎片。

(5) 已标记的细胞可在 4 ℃保存 4 h,如需延长保存时间,可用甲醛固定,此时每管加入终浓度为 2%的甲醛,避光、4 ℃固定 15 min,洗涤后待检。

主要参考文献

1. 储以微. 医学免疫学[M]. 上海: 复旦大学出版社,2015.

2. 曹雪涛. 免疫学技术及其应用[M]. 北京: 科学出版社,2010.

3. 周光炎. 免疫学原理[M]. 第 4 版. 北京: 科学出版社,2018.

4. Murray PJ, Wynn TA. Protective and pathogenic functions of macrophage subsets [J]. Nat Rev Immunol, 2011,11: 723 - 737.

5. Ginhoux F, Schultze JL, Murray PJ, et al. New insights into the multidimensional concept of macrophage ontogeny, activation and function [J]. Nat Immunol, 2016,17: 34 - 40.

6. Noy R, Pollard JW. Tumor-associated macrophages: from mechanisms to therapy [J]. Immunity, 2014,41: 49 - 61.

(张伟娟)

第二章

树突细胞分离和功能测定

美国科学家 Steinman 和 Cohn 于 1973 年首次在小鼠脾脏中发现了一类具有树枝突起形态的细胞，因其成熟时似树突样突起而命名为树突细胞(dendritic cell, DC)。DC 由骨髓中髓样干细胞和淋巴样干细胞分化而来，其存在于淋巴组织、血液和非淋巴组织中，如皮肤、肠道。DC 成熟后的树突样突起大大增加了 DC 捕获抗原的能力，是目前所知抗原呈递功能最强的一类细胞。DC 作用主要是启动特异性免疫应答，其最大的特点是可以刺激初始 T 细胞活化和增殖，因此 DC 是适应性 T 细胞免疫应答的启动者，在免疫应答中占据了独特的地位。对 DC 的研究有助于理解机体免疫应答从非特异性免疫应答过渡到特异性免疫应答是如何发生和调控的，对各类疾病的发生、发展具有重要的研究意义。

DC 主要分为 2 类：经典 DC(conventional DC, cDC)和浆细胞样 DC(plasmacytoid DC, pDC)。cDC 主要由骨髓中骨髓样干细胞和淋巴样干细胞分化而来，根据其分布位置不同可分为以下几类：①淋巴样组织中的 DC，主要存在于淋巴组织，如脾脏边缘区的边缘区 DC；滤泡生长中心的滤泡细胞等。②非淋巴样组织中的 DC，如在表皮上皮部位的朗格汉斯细胞；在肠道间质中的间质 DC 等。③体液中的 DC，主要是指在血液中游走的 DC。DC 的表面分子主要有 CD11c 以及 MHC Ⅱ分子、共刺激分子(CD80 和 CD86 等)、黏附分子(CD40 等)。cDC 的形态相较于 pDC 偏大。cDC 主要功能是诱导针对特异性抗原的特异性免疫应答并维持自身耐受，其作用主要是加工处理抗原，通过表面 MHC 将处理后的抗原呈递给 T 细胞，同时上调其表面共刺激分子的表达，从而刺激初始 T 细胞活化增殖，启动 T 细胞免疫应答。

pDC 因其形态与浆细胞相似而得名，可以来源于骨髓中髓样干细胞，也可以来源于淋巴样干细胞，其主要的模式识别受体是 TLR7 和 TLR9，表面分子有 PDCA－1、CD11c、B220，而 MHC Ⅱ分子和共刺激分子(CD80 和 CD86 等)表达较低。pDC 形态相对 cDC 较小，主要功能是参与抗病毒感染。病毒、细菌来源的非甲基化 CpG 或者内源性抗核抗体刺激 pDC 分泌大量的Ⅰ型干扰素，并激发相应的 T 细胞应答。

此外，根据 DC 的功能特点还可以将其中具有负向调节免疫应答、维持自身免疫耐受的一类 DC 归结为调节性 DC，其主要通过分泌 IL－10 细胞因子发挥负向调节 T 细胞活化的功能，维持机体自身免疫耐受。

目前研究表明，DC 作为功能最强大的专职抗原呈递细胞，其在激活特异性免疫应答中扮演了重要的角色。在稳态情况下，DC 主要处于非成熟状态，其主要功能是识别和摄取抗原，高表达 Toll 样受体(Toll like receptor, TLR)、甘露糖受体(MR)，以及趋化因子受体

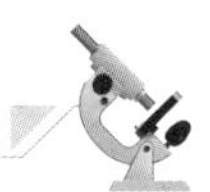

CCR1 和 CCR5 等，低表达 MHC Ⅱ和共刺激分子。一旦发生感染或者炎症，非成熟的 DC 会迁移到感染部位，摄取加工抗原，释放大量的炎症因子，同时获得成熟的表型以及功能。成熟的 DC 高表达 MHC Ⅱ、共刺激分子（CD40、CD80、CD86）、趋化因子受体 CCR7，这一系列的变化使得 DC 迁移到淋巴组织中，并诱导活化抗原特异性的初始 T 细胞，从而启动适应性免疫应答，因此 DC 被称为是天然免疫应答与适应性免疫应答的桥梁。

本章主要介绍小鼠 DC 分离纯化、DC 功能检测两方面内容。为了对 DC 的功能进行体外研究，我们需要将体内的 DC 进行分离纯化，其纯化的方式主要基于物理性质进行分离（贴壁法）或者基于其表面标记进行分离（MACS 和 FACS 法）。由于存在于小鼠淋巴组织中内源性的 DC 数量非常有限，因此如何在体外培养获得大量的 DC，对 DC 相关研究具有重要意义。为此，建立了从祖细胞诱导培养大量 DC，即 BMDC 制备法。此外，由于 DC 在活化前后表型和功能各不相同，我们应对其进行检测，为研究 DC 功能提供线索，以利于开展相关研究。

第一节　树突细胞的分离和纯化

为了对 DC 进行体外功能研究，需要将体内 DC 进行分离、纯化，从而进行后续的研究。现大多数研究都是采用小鼠脾脏 DC 进行研究，而分离、纯化 DC 的方法也主要基于分离小鼠脾脏 DC。分离小鼠脾脏 DC 主要有 2 类方法。一类是基于其物理性质进行分离，该分离方法操作简单，然而细胞获取数量少，纯度较低，而且分离获得的 DC 状态不一，现已较少使用。另一类是较为常用的基于细胞表面标记的分离方法，如 MACS 和 FACS 分离方法。由于 DC 特异表达一些表面分子，这 2 类方法基于 DC 表面标记进行分离，其获得的纯度较高但是价格较为昂贵，并且需要配置特殊的仪器。我们可以根据实验的具体需要选取合适的分离方法进行纯化。

一、贴壁分离法分离树突细胞

小鼠脾脏 DC 具有轻度的黏附性，其短时间内（12 h）可以贴壁在塑料平皿，然而 DC 体外培养 18～24 h 后，其黏附性容易丧失。利用 DC 的该特性，可以将其与单核细胞和巨噬细胞进行区分。

【材料与试剂】

（1）小鼠脾脏单细胞悬液。

（2）红细胞裂解液［氯化铵溶液，0.02 mol/L Tris - Cl（pH 值 7.2）＋0.14 mol/L NH_4Cl］。

（3）含 5％灭活胎牛血清的 RPMI 1640 培养液。

（4）15 ml 离心管、100 mm 细胞培养皿、离心机、37 ℃培养箱、超净台、倒置显微镜。

【实验步骤】

（1）制备脾脏单细胞悬液（见第三章），以红细胞裂解液裂解红细胞后，用含 5％灭活胎牛血清的 RPMI 1640 重悬细胞，将细胞浓度调整为 1×10^7 个/ml。

（2）将 8～10 ml 脾脏细胞悬液铺到 100 mm 平皿中，于 37°培养箱培养 1～2 h。

(3) 将未贴壁的细胞弃去，用 RPMI 1640 培养基轻轻清洗 2 次，补充 8～10 ml 含有 10%灭活胎牛血清的 RPMI 1640，37°培养箱继续培养 18～24 h。

(4) 收集上层脱离的悬浮细胞，即为富集后的 DC。

【注意事项】

(1) 红细胞裂解液处理时间不宜过久，否则会损害细胞活性。

(2) 尽量洗去未贴壁细胞，否则影响获取 DC 纯度。

二、免疫磁珠法分离树突细胞

小鼠脾脏 DC 表达表面标记 CD11c，所以利用结合磁珠的 CD11c 抗体可以结合小鼠组织细胞悬液中的 CD11c 阳性的 DC，利用磁性分离装置可以将 DC 从细胞悬液中分离。免疫磁珠分离细胞(magnetic activated cell sorting, MACS)方法操作简单，细胞获得的纯度较高，因此该方法近几年普及率较高。

【材料与试剂】

(1) 小鼠 CD11c 免疫磁珠(Miltenyi Biotec 公司)。

(2) MACS 缓冲液(0.5% BSA+2 mmol/L EDTA+PBS, pH 值 7.2)。

(3) MACS 磁架、磁铁和 LS 阳性分选柱(Miltenyi Biotec 公司)。

(4) 小鼠脾脏单细胞悬液。

【实验步骤】

(1) 无菌制备小鼠脾细胞悬液。

(2) 计数细胞，每 10^8 个细胞加入 400 μl MACS 缓冲液重悬。

(3) 每 10^8 个细胞加入 100 μl CD11c 抗体磁珠，充分混匀后 4 ℃孵育 15 min。

(4) 按每 1×10^7 个细胞加 1～2 ml MACS 缓冲液，混匀后 300 g 离心 5 min，弃上清液。

(5) 将磁性 LD 分选柱通过吸附磁铁而固定于磁架上，滴加 MACS 缓冲液 0.5 ml 于分选柱上，试管收集流出液弃去，重复 3 次。

(6) 将磁珠标记细胞悬液滴加于分选柱中央，试管收集流出液(含 CD11c 阴性细胞)。

(7) 从磁体取下的分选柱，放在无菌的 15 ml 离心管口上。在分选柱上滴加 3 ml MACS 缓冲液，将活塞前端塞进分选柱用力向下按压活塞，洗脱 CD11c 阳性细胞悬液。

(8) 将获得的细胞悬液用 5 ml MACS 缓冲液清洗，300 g 离心 5 min，备用。

【注意事项】

(1) MACS 缓冲液中的 BSA 可用血清替代。

(2) 实验操作中不建议使用含有 Ca^{2+} 或 Mg^{2+} 的缓冲液。

(3) 对于分离其他组织中的 DC(如血样、胸腺)需进一步优化条件。

(4) 分离和清洗分选柱时，注意保持分选柱湿润、避免干涸。

三、流式细胞术分选树突细胞

DC 表面表达多种特异的抗原，流式细胞分选仪器可以根据其表面表达的多个标记进行分选，最后获得多种表达特异性表面标记的细胞亚群。该方法操作简单，并且可以对细胞进行多个标记，分离获得的细胞纯度也较高。该方法主要不足在于需要具有分选功能的

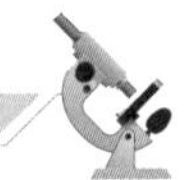

流式细胞仪器。该仪器价格昂贵，操作复杂。

【材料与试剂】

(1) PE-抗小鼠 CD11c(BD Pharmingen™ 公司)＋PE-大鼠 IgG2a，κ 同型对照(BD Pharmingen™ 公司)。

(2) FACS 染色缓冲液：2% FBS＋2 mmol/L EDTA＋PBS。

(3) RPMI 1640 完全培养液。

(4) FACS 管道冲洗缓冲液：无菌 PBS。

(5) 15 ml 无菌离心管、50 ml 细胞培养瓶。

(6) 流式细胞分选仪。

【实验步骤】

(1) 无菌分离小鼠脾脏细胞，制备单细胞悬液。

(2) DC 荧光抗体标记：FACS 染色缓冲液重悬脾细胞，加入 PE 小鼠 CD11c 单克隆抗体或同型对照抗体适量混匀后置于冰上、避光染色 30 min。可以参照每 100 μl 染色缓冲液中 $1\times(10^6\sim10^8)$ 个细胞加入 1 μl 抗体，对染色条件进行调整优化。

(3) 用 FACS 染色缓冲液洗涤细胞 2 次后，将细胞重悬于 RPMI 1640 完全培养液，上样细胞浓度不宜高于 2×10^7 个/ml。将待分选细胞置于冰上，避光。

(4) 调试流式细胞分选仪，根据同型对照设 $CD11c^+$ 细胞分选门，进行流式分选。

(5) 分选后立即低温 4 ℃离心，300 g 离心 5 min，尽可能去除鞘液，吸净上清液。

(6) 重复用培养液洗涤分选细胞后备用。

【注意事项】

(1) 要注意无菌操作，分选用 PBS 注意使用前灭菌。

(2) 上样细胞浓度不宜高于 2×10^7 个/ml，以免影响分选纯度。

第二节　小鼠骨髓前体细胞培养树突细胞

在小鼠体内各个组织部位，内源性 DC 的数量较少，比如小鼠脾脏中 DC 的比例在 5% 左右，外周血比例更低。为了获取足够数量的 DC 需要大量的组织进行分离纯化，耗时长且产量低；人的标本更是难以获取。因此，Inaba 于 1992 年通过分离小鼠骨髓中的细胞加外源性细胞因子进行刺激，从而定向诱导培养 DC，这一突破型进展为 DC 在基础研究和临床应用方面奠定了基础。

骨髓中的干细胞可以在多种细胞因子的共同作用下进行定向分化。比如 GM-CSF 以及 IL-4 细胞因子可以将骨髓干细胞定向诱导分化成 DC，该操作方法可以获得足量的、分化发育状态较为统一的 DC，是目前最常用的小鼠 DC 的获得方法。需要注意的是，在组织各个部位存在着多种亚型 DC，然而该方法诱导的 DC 亚型较为均一，如果研究特殊亚群的 DC，需要在培养后对其亚群进行检测鉴定。

【材料与试剂】

(1) 4～8 周龄小鼠。

(2) 解剖手术器械、1 ml 注射器、100 mm 培养皿、6 孔培养皿、过滤器。

(3) RPMI 1640 培养基、红细胞裂解液。

(4) 小鼠重组 GM-CSF(rmGM-CSF)和 IL-4 细胞因子(rmIL-4)。

(5) 15 ml 和 50 ml 无菌离心管、细胞培养瓶。

(6) 细胞培养箱。

【实验步骤】

(1) 无菌取小鼠股骨和胫骨,将其放置于 RPMI 1640 培养基中,用剪刀将骨骺端剪去一点,用 1 ml 注射器吸取 1 ml RPMI 1640 培养基,戳进骨髓腔中,反复冲洗,直到骨头发白,以获取足够的骨髓细胞。

(2) 将获取的骨髓细胞通过过滤器,去除多余颗粒物,过滤液收集于 15 ml 离心管中,室温 300 g 离心 5 min,弃上清液。

(3) DC 荧光抗体标记:FACS 染色缓冲液重悬脾细胞,加入 PE 小鼠 CD11c 单克隆抗体或同型对照抗体适量,混匀后置于冰上、避光染色 30 min[1 μl 抗体+$1\times(10^6\sim10^8)$个+100 μl FACS 染色缓冲液]。

(4) 加入 3 ml 红细胞裂解液,裂解 3 min,室温 300 g 离心 5 min,弃上清液。

(5) 用 5 ml RPMI 1640 培养基洗涤骨髓细胞,室温 300 g 离心 5 min。计数活细胞,用完全 RPMI 1640 培养基将细胞浓度调整至$(1\sim2)\times10^6$ 个/ml。

(6) 加入 rmGM-CSF 至终浓度为 20 μg/L,小鼠 rmIL-4 至终浓度 20 μg/L,按 4 ml/孔的量将细胞悬液接种于 6 孔板中,37 ℃培养箱培养。

(7) 3 d 后,板底长出集落,轻轻吸弃孔板中原有的培养基,沿壁轻轻加入 4 ml 新鲜含有 rmGM-CSF(20 μg/L)+rmIL-4(1 μg/L)的完全 RPMI 1640 培养基,37 ℃培养箱继续培养。

(8) 第 6 天,继续更换一次新鲜含有细胞因子的培养基。

(9) 第 6~8 天,此时已经产生足够的 DC,可收集脱落的细胞,室温 300 g 离心 5 min,用含有细胞因子的培养基重悬,最终浓度为 1×10^6 个/ml。

(10) 将该细胞铺在 100 mm 培养皿中,每隔 24 h 收集一次非贴壁的 DC,转移到另一个试管中进行后期研究,也可以结合 MACS 法或 FACS 法分离收集更高纯度的 DC 备用。

【注意事项】

(1) 红细胞裂解时间不宜过长,防止细胞损伤。

(2) 加入细胞起始量不宜过多,防止后期诱导后培养基营养不足。

(3) 培养细胞时需及时更换新鲜含有细胞因子的培养基。

(4) 吸弃旧培养基时动作应轻柔,不要打散形成的细胞集落。

第三节 树突细胞功能检测

DC 在免疫应答中扮演着重要角色,是目前公认最强大的可以活化初始 T 细胞的专职性抗原呈递细胞。另外,DC 在诱导机体免疫耐受方面也发挥重要作用,因此 DC 正常的生

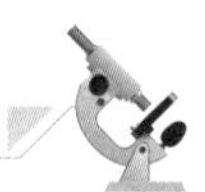

理功能对维持免疫稳态和抵抗疾病都起到了非常重要的作用。由于 DC 成熟前后多项指标会发生改变，本节介绍 DC 功能的一些检测方法，包括产生一氧化氮（NO）的能力、产生细胞因子的情况以及抗原呈递功能等多个方面的检测。

一、树突细胞产生 NO 检测

DC 在受到特定刺激后会产生大量的 NO，从而发挥免疫负向调节作用，因此 NO 的检测是评定 DC 负向调节能力强弱的一个指标。NO 由 NO 合酶催化 *L* -精氨酸与氧分子经多步氧化还原反应而生成。DC 受到刺激以后可以诱导产生诱导型的 NO 合酶（iNOS），从而产生高浓度的 NO。由于 NO 不稳定，在水溶液中被氧化成 NO_2^- 和 NO_3^-，所以一般检测溶液中的 NO_2^- 或 NO_3^- 的浓度，从而反映 NO 的产生情况，评定 DC 的刺激强度。

本节主要以 Griess 法测定 NO 为例进行说明。Griess 法是目前测定 NO 最为常用的方法，无需特殊设备，操作简单；缺点是灵敏度有限，一般检测的最低浓度为 10^{-8}～10^{-7} mol/L。

【材料与试剂】

（1）DC 培养上清液。

（2）2 mmol/L $NaNO_2$（Sigma 公司），4 ℃保存。

（3）Griess 试剂，包括萘乙二胺（naphthylenediamine）和氨基苯磺酰胺（sulfanilamide）溶液。

（4）96 孔平底细胞培养板、酶标仪。

【实验步骤】

（1）根据实验情况，DC 经过不同处理后培养 18～24 h，取 100 μl 各组细胞上清液，分别加入 96 孔板中。

（2）将 $NaNO_2$ 溶液倍比稀释，以 125 μmol/L 为最高浓度设置 4～8 个浓度梯度，取 100 μl 加入 96 孔板中，设立标准孔。

（3）将 100 μl Griess 试剂加入含有液体的各个 96 孔板中，先加入萘乙二胺溶液，随后再加入氨基苯磺酰胺溶液进行反应。

（4）用酶标仪检测各个孔的吸光值，测量波长为 550 nm。利用 $NaNO_2$ 标准孔的光吸收值和对应的浓度取线性关系做 NO_2^- 浓度的标准曲线，用此标准线换算出各个细胞上清液中 NO_2^- 的值。

二、树突细胞产生细胞因子检测

DC 在受到刺激活化后，可以分泌多种细胞因子和趋化因子，通过这些因子调节免疫应答的强度和方向，因此检测细胞培养上清液的细胞因子含量可以反映 DC 活化的情况，以及其功能的强弱。DC 活化后如果分泌某类细胞因子，可能在胞内基因水平、蛋白水平上发生相应的变化，因此还可以结合其他检测手段来检测对应细胞因子，比如荧光实时定量 PCR 或者免疫印迹技术（Western blotting）。本节主要介绍如何用 ELISA 检测 DC 培养上清液中的细胞因子。

【材料与试剂】

(1) DC 培养上清液。

(2) 对应细胞因子 ELISA 试剂盒。

(3) 96 孔平底板。

(4) 酶标仪。

(5) 离心机。

【实验步骤】

(1) 根据实验情况，DC 经过不同处理后培养 18～24 h，取各组细胞培养上清液 100 μl，10 000 g 离心 10 min，去除上清液中多余杂质和细胞碎片。

(2) 将 100 μl 细胞上清液加入包被对应细胞因子抗体的 96 孔板中，同时利用该细胞因子标准品做倍比稀释，设置参考值(ELISA 检测见第六章)。

(3) 用酶标仪检测各个孔的吸光值，测量波长为 450 nm，参考波长为 570 nm。利用检测的对应细胞因子标准线换算各个细胞上清液中该细胞因子的浓度。

【注意事项】

DC 培养上清液应离心去除杂质后检测。

三、树突细胞抗原呈递功能检测

目前，针对 DC 抗原呈递功能的检测，抗原特异性 TCR 转基因小鼠来源的 T 细胞是目前检测小鼠 DC 抗原呈递功能最常用的体系。在该特异性抗原存在的情况下，将抗原特异性 TCR 转基因小鼠来源的 T 细胞与 DC 共孵育后检测 T 细胞的增殖情况，反映 DC 抗原呈递功能的强弱。抗原特异性 TCR 转基因小鼠最常用的是 DO11.10 和 OT-Ⅰ、OT-Ⅱ小鼠。其中，DO11.10 小鼠为 BALB/c 小鼠背景，其 T 细胞携带 MHC Ⅱ类分子限制性的、针对 OVA323-339 肽的转基因 TCR，这种 TCR 可以被抗体 KJ1-26 识别。而 OT-Ⅰ和 OT-Ⅱ小鼠为 C57BL/6 背景，T 细胞分别携带 MHC Ⅰ类和 MHC Ⅱ类分子限制的、针对 $OVA_{257\text{-}264}$ 和 $OVA_{323\text{-}339}$ 肽的转基因 TCR，该 TCR 可以被抗 Vα2 或 Vβ5 抗体识别。

利用此种 TCR 转基因小鼠来源的 T 细胞与 DC 共培养，加上相应的抗原肽，可以检测 DC 通过 MHC Ⅱ类分子和 MHC Ⅰ类分子抗原呈递的能力。这里以 DO11.10 小鼠来源的 T 细胞为例，介绍 DC 抗原呈递功能的检测方法。该方法步骤简单，灵敏度高，克服了以往检测 T 细胞增殖采用 MTT 法或 ^{3}H-TDR 掺入法中 MTT 法灵敏度低、^{3}H-TDR 放射性核素标记易造成污染的缺点。这一方法的难点是需要特殊的转基因小鼠。

【材料与试剂】

(1) DO11.10 小鼠、DC。

(2) $OVA_{323\text{-}339}$ 肽、7-AAD。

(3) 包被磁珠的 CD4 抗体、CD4-FITC 或 KJ1-26-PE 抗体。

(4) MACS 缓冲液：0.5% BSA+2 mmol/L EDTA+PBS，pH 值 7.2、完全 RPMI 1640 培养液，红细胞裂解液。

(5) MACS 磁架、磁铁和 LS 阳性分选柱(Miltenyi Biotec 公司)、96 孔圆底培养板，流式细胞仪。

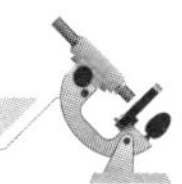

【实验步骤】

(1) 取 DO11.10 小鼠脾脏，常规方法制备脾单细胞悬液，红细胞裂解液裂解红细胞，PBS 洗涤细胞，调整脾细胞浓度为 2×10^8 个/ml。

(2) 加入包被磁珠的 CD4 抗体，抗体浓度为每 2×10^8 个细胞加入 400 μl 抗体，4 ℃下孵育 15 min，300 g 离心 5 min，弃上清液，用预冷的 PBS 调节细胞浓度至 2×10^7 个/ml，再用磁性分离装置分离磁珠包被的细胞。

(3) 用 3 ml 预冷的 PBS 洗脱阳性细胞，300 g 离心 5 min。

(4) 用完全 RPMI 1640 培养液调整细胞浓度为 1×10^6 个/ml，加入 $OVA_{323\text{-}339}$ 肽至终浓度为 200～400 nmol/L。

(5) 按每孔 100 μl 将细胞接种到 96 孔圆底培养板。

(6) 取与 DO11.10 小鼠相同背景的小鼠，分离 DC(见本章第一节)，用完全 RPMI 1640 培养基调整细胞浓度，使 DC 与 T 细胞的浓度之比分别为 1∶5、1∶10、1∶20。

(7) 将不同浓度的 DC 按每孔 100 μl 加入已经接种了 T 细胞的 96 孔圆底板中，同时设立 T 细胞空白对照组以及 DC 空白对照组。T 细胞和 DC 空白对照组加入等量完全 RPMI 1640 培养液。将培养板放入细胞培养箱中培养。

(8) 培养 3～4 d 后，小心收集含有 T 细胞的培养液每孔 150 μl，300 g 离心 5 min，收集 T 细胞，用 100 μl PBS 重悬，然后加入 CD4 - FITC 或 KJ1 - 26 - PE 抗体和 7 - AAD，根据抗体说明书浓度调整用量，4 ℃孵育 15 min 后，加入 500 μl PBS，300 g 离心 5 min，洗去多余抗体，加入 PBS 至 200～400 μl。上机前 10 min 加入 7 - AAD，移至流式上样管上样。

(9) FACS 上样后，以 7 - AAD 阴性、CD4 或 KJ1 - 26 阳性的细胞作为活 T 细胞，计算活细胞相对数。

(10) 细胞培养上清液用 ELISA 检测 IL - 2 和 IFN - γ 的浓度，利用这 2 种细胞因子的浓度高低来反映 T 细胞的活化和增殖情况。

【注意事项】

(1) 需采用圆底 96 孔板，增加 T 细胞和 DC 接触面积。

(2) 7 - AAD 需在上机前加入，加入后应及时检测。

主要参考文献

1. 曹雪涛. 免疫学技术及其应用[M]. 北京：科学出版社，2010.

2. 储以微. 医学免疫学[M]. 上海：复旦大学出版社，2015.

3. 柳忠辉，吴雄文. 常用免疫学实验技术[M]. 北京：高等教育出版社，2013.

（林玉丽）

第三章

B 细胞分离和功能测定

在胎肝分化发育的 B 细胞，主要是 $CD5^+$ B1a B 细胞，大量产生于胚胎晚期和新生期早期，定居于体腔、上皮、肠道和肺脏黏膜相关淋巴样组织，是体内天然抗体的主要来源。

在骨髓发育的 B 细胞，经历 BCR 胚系基因重排，形成表达丰富多样性抗原受体 B 细胞库和中枢自身免疫耐受。出生后，骨髓每日新生成 2×10^7 个左右的未成熟 B 细胞（$sIgM^+$ $sIgD^-$），随血液循环进入脾脏，经过过渡阶段（transitional stage）阴性和阳性选择，分化成熟为功能不同的 B 细胞亚群，具体如下。①滤泡 B 细胞（follicular B cell，FO B），即经典的 B－2 B 细胞，分布在脾脏、淋巴结和派尔（Peyer）集合淋巴结的滤泡区，通过血液循环和淋巴循环再循环，构成外周 B 细胞库的主要组成部分。滤泡 B 细胞是应对胸腺依赖性抗原（thymus-dependent antigen，TD－Ag）抗体应答的主要细胞，需要 T 细胞的辅助活化，经历体细胞高频突变、抗体亲和力成熟和抗体类别转换，分化为浆细胞和记忆 B 细胞。②小部分定居于脾脏边缘区的 B 细胞（marginal zone B cell，MZ B），主要针对血源性胸腺非依赖性抗原（thymus-independent antigen，TI－Ag）快速产生 IgM 抗体应答。③$CD5^-$ B1b B 细胞，分布于体腔、上皮、肠黏膜和肺脏黏膜相关淋巴样组织。B－1 B 细胞参与对 TI－Ag 如细菌荚膜多糖、磷脂酰胆碱成分的快速 IgM 应答。

B 细胞的主要功能是分泌抗体介导体液免疫。同时，B 细胞作为抗原呈递细胞，捕获、加工处理和呈递抗原给 T 细胞。近年发现，B 细胞群中尚存在极少量通过分泌 IL－10 或 TGF－β 发挥免疫负调节作用的调节性 B 细胞，如 B10 细胞。

B 细胞发育和功能异常见于多种疾病，如自身免疫性疾病和 B 细胞肿瘤等。对 B 细胞分化发育和功能研究，有助于设计和开发新的疫苗，以及治疗疾病。

第一节　B 细胞的分离和纯化

纯化 B 细胞的方法较多，主要根据 B 细胞表面特征性标记分子、理化特性和功能特点进行设计和分离。实验者需要根据实验目的，所需细胞种类、纯度、数量，所需实验设备等不同要求，选择相应的纯化方法。

一、制备小鼠脾脏、骨髓细胞悬液

小鼠脾脏位于上腹部左后侧，呈紫红色长条形态，属于外周免疫器官。小鼠骨髓既是

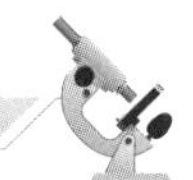

造血干细胞向各种血液细胞分化的造血器官，又是中枢免疫器官，是 B 细胞分化发育场所。外周免疫器官针对 TD - Ag 应答产生的长寿浆细胞和记忆性 B 细胞会迁移入骨髓，借助血液循环，为机体提供全身性防御保护。制备小鼠脾脏单细胞悬液方法见免疫学虚拟实验教程（http://medicine.fudan.edu.cn/immunology/mianyi/index.html）。以下介绍小鼠骨髓细胞悬液的制备方法。

【材料与试剂】

(1) 6～8 周龄健康小鼠。

(2) 75%乙醇、PBS、RPMI 1640 完全培养液、ACK 红细胞裂解液（0.15 mol/L NH_4Cl, 10.0 mmol/L $KHCO_3$, 0.1 mmol/L Na_2EDTA, pH 值 7.2～7.4)、0.4%台盼蓝 (trypan blue)染色液。

(3) 解剖器材：手术剪、镊子、细胞滤网(BD Falcon，货号 352340)、平皿、锡箔纸包裹塑料泡沫盒盖(解剖板)。

(4) 离心管(15 ml、50 ml)、EP 管、一次性 3 ml 塑料灭菌吸管(巴斯德吸管)、微量移液器、血细胞计数板、计数器、显微镜、离心机。

【实验步骤】

(1) 颈椎脱臼处死小鼠，于 75%乙醇中浸泡 3～5 min，将小鼠置于超净台中的解剖板上。

(2) 剪开小鼠腹部皮肤，剥离皮肤使双下肢肌肉暴露。

(3) 游离出小鼠的双下肢，移至含 RPMI 1640 完全培养液的无菌平皿中。

(4) 无菌剥离肌肉，剪下股骨和胫骨，剪去两端软骨，暴露出红色的骨髓腔。

(5) 用 1 ml 无菌注射器，吸取冰冷 RPMI 1640 完全培养液 1 ml，并用无菌针头套管将针头拧弯，插入骨髓腔，冲洗骨髓腔。一般用 2～3 ml 培养液冲洗 2 次，可冲出绝大部分的骨髓细胞。

(6) 用细胞滤网过滤，去除残渣。

(7) 300～400 g 离心 5 min，弃上清液。

(8) 加入红细胞裂解液 1 ml，混匀后静置 3 min，再加 RPMI 1640 完全培养液 9 ml，离心 5 min，弃上清液。用培养液洗涤骨髓细胞 2 次。

(9) 计数活细胞，用 RPMI 1640 完全培养液调整合适细胞浓度用于后续实验。

【注意事项】

(1) 制备的小鼠骨髓细胞可用于体外诱生骨髓来源树突细胞(BMDC)和巨噬细胞，以及研究 B 细胞的分化发育。应注意无菌操作。

(2) 控制 ACK 裂解红细胞时间，以免损伤其他细胞。

(3) 台盼蓝染色液具有细胞毒性，应在 3 min 内完成细胞计数。

二、T 细胞清除法分离 B 细胞

小鼠 T 细胞表面表达特征性标记 Thy1(CD90)抗原，通过抗 Thy1 抗体特异性结合 T 细胞表面 Thy1 分子激活补体经典途径去除 T 细胞、富集 B 细胞的方法称为抗 Thy1 CDC (complement dependent cytotoxicity, CDC)法。该方法得到 B 细胞纯度在 80%～90%。

在此基础上进一步用Percoll不连续密度梯度离心法纯化静息B细胞。

【材料与试剂】

(1) 小鼠脾脏单细胞悬液。

(2) 兔抗小鼠T细胞(Thy1)抗血清(Cedarlane公司,货号CL2001)、冻干粉,溶解于1 ml纯水,分装,−70 ℃,避免反复冻融。

(3) RPMI 1640培养液含0.3%BSA和25 mmol/L Hepes。

(4) 兔补体(Cedarlane公司,货号CL3051)、冻干粉,−70 ℃保存。使用前取1支溶解于1 ml纯水,1 h内使用。

(5) 淋巴细胞分离液[Cedarlane Lympholyte®- M(货号CL5030),密度1.087±0.001 g/cm^3]。

(6) 1 ml EP管、15 ml离心管、一次性无菌3 ml塑料吸管、离心机、37 ℃培养箱、超净台。

【实验步骤】

1. 裂解T细胞

(1) 用含0.3% BSA和25 mmol/L Hepes的RPMI 1640培养液重悬细胞,每管<1 ml,细胞终浓度(10^7~10^8)个/ml(实验管、抗体对照管、补体对照管)。

(2) 实验管和抗体对照管分别加入抗小鼠T细胞(Thy1)抗血清,抗体终浓度1∶40(V/V);补体对照管加入等量0.3%BSA和25 mmol/L Hepes的RPMI 1640培养液。混匀,冰上孵育30 min。

(3) 离心,弃上清液,用同体积量、37 ℃预温的含0.3%BSA和25 mmol/L Hepes的RPMI 1640培养液重悬细胞,细胞终浓度(10^7~10^8)个/ml。

(4) 实验管和补体对照管加入新鲜配制补体,终浓度1∶10(V/V)稀释。抗体对照管加入等量含0.3%BSA和25 mmol/L Hepes的RPMI 1640培养液。37 ℃、5% CO_2细胞培养箱中孵育60 min。

(5) 将细胞移入含10 ml RPMI 1640完全培养液的15 ml离心管中,离心去上清液。重复洗涤2次。

(6) 台盼蓝染色计算死细胞和活细胞率,以及细胞毒性指数(CI):

$$CI=\frac{(\text{实验管死细胞率}-\text{补体对照管死细胞率})}{100\%-\text{补体对照管死细胞率}}\times 100\%$$

(7) 若T细胞去除不充分,可以重复添加补体,或者添加抗体和补体重复裂解T细胞。

2. 用小鼠淋巴细胞分离液去除死细胞

(1) 用细胞培养液悬浮细胞,细胞浓度$(1\sim2)\times10^7$个/ml。

(2) 用3 ml塑料吸管将5 ml细胞悬液沿管壁缓慢流下,小心叠加于5 ml淋巴细胞分层液之上,两者形成清晰界面。

(3) 20 ℃、1 000~1 500 g离心20 min,离心时应注意缓升和缓降,减速设置为离心机最低档,不使用"刹车(brake)"键。

(4) 离心结束后,淋巴细胞分离液将死细胞和活淋巴细胞分开,共4层(图3-1):离心管最底部是死细胞和红细胞沉淀,间隔淋巴细胞分离液,活B细胞在淋巴细胞分离液之上

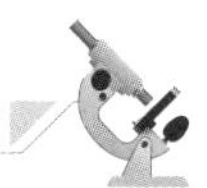

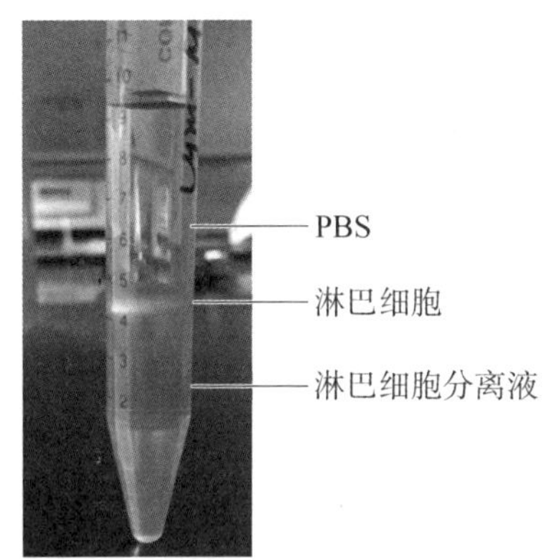

图 3-1　密度离心法分离活淋巴细胞

富集形成清晰的白色致密带，细胞培养液位于最上层。用一次性 3 ml 塑料吸管轻轻吸取含 B 细胞的白色不透明致密带，移至新的离心管中。

(5) 用 RPMI 1640 完全培养液洗涤细胞 2 次，细胞用于下一步实验。

【注意事项】

(1) 小鼠品系和抗体选择：小鼠 Thy1(CD90) 有 2 个等位基因 *Thy1.1*(CD90.1) 和 *Thy1.2*(CD90.2)。绝大多数品系小鼠，如 BALB/c、C57BL/6、C3H 和 DBA/2 携带 *Thy1.2* 等位基因，少数品系如 AKR 小鼠携带 *Thy1.1* 等位基因。

(2) 选择高特异性的能够激活补体经典途径抗体类别，IgM 抗体更为有效。

(3) 补体应新鲜，要求活力高，而抗体非依赖的细胞毒性低。设立实验管、抗体对照管、补体对照管有助于判断 CDC 法的特异性与否。

(4) 具体实验反应条件需优化

1) 抗体用量须根据具体实验加以调整，一般纯化的单克隆抗体 1～10 mg/L，单克隆抗体杂交瘤细胞株培养上清液 1∶2 或 1∶4 或单克隆抗体腹水 1∶(500～5 000)。

2) 可调整和优化抗体和细胞孵育时间和温度，如冰上、4 ℃或 37 ℃。

3) 补体工作浓度范围一般在 1∶(6～12)，反应温度为 37 ℃。

4) 细胞浓度在(10^7～10^8)个/ml 范围为佳。

三、Percoll 不连续密度梯度离心法纯化静息 B 细胞

Percoll 由直径为 15～30 nm 范围、大小不一、黏度低和极低渗透压的硅胶颗粒组成。颗粒表面包裹一层对细胞安全无毒的乙烯吡咯烷酮(polyvinylpyrrolidone, PVP)材料。Percoll 密度梯度离心法是分离细胞、病毒和亚细胞成分的一种常用方法。

本实验预先配制不同密度生理等渗 Percoll 分层液，将其缓慢叠加于离心管中，从下至上形成由高到低的不连续密度梯度分层液。由于 Percoll 扩散常数低，所形成的梯度十分稳定。将抗 Thy1 抗体 CDC 法处理后的脾细胞悬液(见本节前文 CDC 法)叠加于 Percoll 不连续密度梯度分层液的最上层。因为静息和活化 B 细胞密度不同，在低速离心力(200～1 000 g)的作用下，于数十分钟内分别沉降于对应密度 Percoll 分离层上，从而达到细胞分离效果。纯化的静息 B 细胞用于 B 细胞活化和 BCR 下游信号转导通路，以及浆细胞分化和抗体类别转换机制等

B 细胞功能研究。本方法易操作，分离细胞活力高，应用常规实验设备即可完成。

【材料与试剂】

(1) Percoll 分层液(密度为 1.130 g/ml，Sigma-Aldrich 公司，货号 P1644)。

(2) 1×PBS 和 10×PBS(无 Ca^{2+}、Mg^{2+})。

(3) 15 ml、50 ml 离心管，一次性 3 ml 塑料吸管。

(4) Sorvall 摆动式转子台式离心机。

【实验步骤】

(1) 制备脾脏单细胞悬液：用 CDC 法去除 T 细胞。每个脾脏用 1 ml 不含钙、镁的 1×PBS 重悬细胞。

(2) 制备 90% Percol 溶液：9 份 Percoll 原液与 1 份 10×PBS 混合达到生理性渗透压。

(3) 制备不连续密度梯度 Percoll 分离液(表 3-1)。

表 3-1 Percoll 不同密度梯度溶液的配方

Percoll 浓度(%)	90%(V/V)Percoll(ml)	1×PBS(ml)	密度(g/ml)
70	2.1	0.6	1.086
65	1.98	0.72	1.081 5
60	1.8	0.9	1.074
50	1.5	1.2	1.062

注：根据如下计算公式：$V0=(V\times\rho-0.1\rho10-0.9)/(\rho0-1)$。其中，V0 和 ρ0 为所需 Percoll 原液体积(ml)和密度(1.130 g/ml)；V 和 ρ 为所需 Percoll 工作液体积(ml)和密度；ρ10 为 1.5 mol/L NaCl(1.058 g/ml)或 2.5 mol/L sucrose(1.316 g/ml)密度。

引自：曹雪涛.精编免疫学实验指南.北京：科学出版社，2009。

(4) 在 15 ml 离心管内，先后按照 70%、65%、60%和 50%顺序，由试管底部至上，用 3 ml 塑料吸管沿管壁缓慢加入各浓度梯度 Percoll 溶液 2.5 ml，最后加入 1～2 ml 最多含 $(1\sim2)\times10^8$ 个细胞。避免破坏各梯度层。

(5) 4 ℃预冷离心机，1 000 g×4 ℃离心 20 min。

(6) 去除 50% Percoll 层上面的 PBS 和细胞，然后去除其他层，3 ml 塑料吸管收集各浓度界面间的细胞至 50 ml 离心管。静息的 B 细胞分布于 65%～70% Percoll 间，为提高得率，可以回收位于 60%～65% Percoll 间的细胞，其大部分也是静息的 B 细胞。

(7) 用冷 PBS 洗涤细胞 3 次后可用于细胞培养。

【注意事项】

(1) Percoll 本身渗透压极低，为避免细胞因低渗破裂，应和高渗透压、不含 Ca^{2+} 和 Mg^{2+} 的 10×PBS 或 1.5 mol/L NaCl 溶液混合配成生理等渗溶液后使用。

(2) 添加 Percoll 分离液时，从试管底部开始、由高密度向低密度逐层叠加，使 Percoll 液沿管壁缓慢流下，各梯度间形成清晰界面。

(3) 离心加速和减速过程都应平稳和缓慢，减速设置为最低档，不使用“刹车(brake)”键，干扰分离界面。

(4) 准备分离的细胞浓度和体积应适宜，外观清澈无团块，以免影响细胞分层以及分离

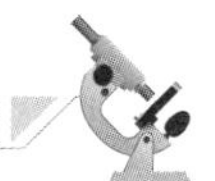

效率。

四、流式细胞术分选 B 细胞

流式细胞分选法(fluorescence activated cell sorting, FACS)通过多种荧光抗体探针标记细胞,应用流式细胞分选仪分选和纯化目标细胞。CD19 是 B 细胞分化抗原,表达于从祖 B 细胞到成熟 B 细胞分化发育的各阶段,浆细胞不表达 CD19。CD19 是常用的鉴定和分离 B 细胞的特征性细胞表面分子标记。

【材料与试剂】

(1) PE-抗小鼠 CD19(BD Pharmingen™ 公司,货号 557399, 0.2 g/L), PE-大鼠 IgG2a, κ 同型对照抗体(BD Pharmingen™ 公司,货号 553930, 0.2 g/L)。

(2) FACS 染色缓冲液:2% FBS+2 mmol/L EDTA+PBS。

(3) RPMI 1640 完全培养液。

(4) FACS 管道冲洗缓冲液:无菌 PBS。

(5) 15 ml 无菌离心管、50 ml 细胞培养瓶。

(6) 流式细胞分选仪。

【实验步骤】

(1) 无菌制备小鼠脾脏单细胞悬液。

(2) B 细胞荧光抗体标记:FACS 染色缓冲液重悬脾细胞,加入 PE 标记大鼠抗小鼠 CD19 单克隆抗体或同型对照抗体适量,混匀后置于冰上、避光染色 30 min。可以参考以下染色方案对染色条件进行调整和优化:用 FACS 染色缓冲液调整细胞浓度为 $1\times(10^7\sim10^9)$个/ml,取 100 μl 细胞景液加入 1 μl 抗体原液。

(3) 用 FACS 染色缓冲液洗涤细胞 2 次后,将细胞重悬于 RPMI 1640 完全培养液,细胞浓度 1×10^7 个/ml。将待分选细胞置于冰上,避光。

(4) 调试流式细胞分选仪,根据同型对照设 $CD19^+$ 细胞分选门,进行流式分选。细胞分选大致时间见表 3-2。

表 3-2　流式细胞分选

目的细胞所占百分比	10%	1.0%	0.10%
所需上样细胞量	1×10^7	1×10^8	1×10^9
分选 1×10^6 个细胞所需时间(min)	30	300	3 000

注:未包括分选过程中细胞的损失,若回收率是 50%,则所需上样细胞量应翻倍。对于稀少细胞,可以用其他方法如 MACS、CDC 法等先富集目标细胞后分选。

(5) 分选后立即低温 4 ℃离心,尽可能吸净上清液,去除鞘液。用培养液洗涤分选细胞 3 次。

【注意事项】

(1) 分选细胞如需要进一步细胞培养和功能研究,在样本制备、染色和上机分选过程中应注意无菌操作规范,保持洁净环境,使分选细胞不被污染。

(2) 如果分选细胞量较多,可以分成多管上样。将待分选细胞放在冰上,收集培养瓶中预先加入 5～10 ml 含 20%FCS 和抗生素的 RPMI 1640 完全培养液等以维持细胞活性。

(3) 为提高细胞分选效率，应制备单细胞悬液上样，分选前用细胞筛过滤细胞悬液去除细胞粘连团块等。分选时根据目标细胞含量，综合考虑分选纯度、速度和回收率各因素，选择合适的分选模式。分选时间过长会影响细胞活性，增加细胞污染可能性。

五、免疫磁珠分离 B 细胞

免疫磁珠分离细胞(MACS)方法是基于磁珠偶联抗体技术的细胞纯化方法。首先将磁珠(magnetic bead)偶联抗体与细胞悬液共孵育一段时间，使异质细胞群中表达相应抗原的目标细胞和磁珠偶联抗体相结合。之后，将细胞悬液通过磁场(磁性分选柱、磁铁和磁架组成)，标记磁珠抗体的目标细胞结合在磁性分选柱上，因而和未结合磁珠的其他细胞分离开来。

根据 MACS 分离的目标细胞是否表达磁珠抗体所识别的抗原，分为 MACS 阳性或阴性分离法。除了未成熟 B 细胞和成熟的静息 B 细胞，CD43 表达在几乎所有白细胞表面。借助小鼠 CD43 抗体磁珠，可以阴性分选小鼠脾细胞中的静息 B 细胞，进一步用于 B 细胞功能研究，如 B 细胞活化和 BCR 下游信号转导通路，以及浆细胞分化和抗体类别转换机制等。

【材料与试剂】

(1) 小鼠 CD43 抗体磁珠(Miltenyi Biotec 公司，货号 130 - 049 - 801)。

(2) MACS 缓冲液：0.5% BSA＋2 mmol/L EDTA＋PBS，pH 值 7.2。

(3) MACS 磁架、磁铁和 LD 阴性分选柱(Miltenyi Biotec 公司，货号 130 - 042 - 901)。

(4) 制备脾细胞悬液所需试剂和材料。

【实验步骤】

(1) 无菌制备小鼠脾脏单细胞悬液。

(2) CD43 抗体磁珠标记细胞

1) 取适量小鼠脾脏单细胞悬液，按照说明书建议用量标记细胞：每 1×10^7 个细胞/90 μl MACS 缓冲液中加 10 μl CD43 抗体磁珠。根据细胞数，按比例增加抗体磁珠量和 MACS 缓冲液量。

2) 充分混匀后 4～8 ℃、静置 15 min。

3) 按每 1×10^7 个细胞加 1～2 ml MACS 缓冲液，混匀后 300 g 离心 10 min，去上清液。

4) MACS 缓冲液 500 μl 重悬细胞。

(3) MACS 阴性分选细胞

1) 安装分选装置：将 LD 分选柱磁性相吸固定于磁架上。

2) MACS 缓冲液洗柱：滴加 MACS 缓冲液 2 ml 于分选柱上，试管收集流出液弃去。洗柱时，应在前次流出液充分滴尽后，再加洗液。避免将气泡带入分选柱中。

3) 分选 $CD43^-$ 细胞：①将 CD43 抗体磁珠标记细胞悬液滴加于 LD 阴性分选柱中央，试管收集流出液(含 $CD43^-$ 细胞)。②每次滴加 MACS 缓冲液 1 ml，共 2 次，试管收集流出液(含 $CD43^-$ 细胞)。③合并步骤①和步骤②的流出液，即为 $CD43^-$ 静息 B 细胞悬液。

(4) 从磁架上取下 LD 阴性分选柱，架在无菌 15 ml 离心管上。在分选柱上滴加 MACS 缓冲液 2 ml，用 LD 阴性分选柱活塞向下按压，冲出分选柱中的液体，即为 $CD43^+$ 细胞悬液。

【注意事项】

(1) 细胞标记抗体磁珠前，应保持单细胞悬液状态，可以用细胞滤网过滤去除细胞团块，避免堵塞分选柱。

(2) 死细胞过多、孵育时间和温度不恰当，都会导致磁珠抗体非特异性结合增加，影响分选纯度。

(3) 应在分选柱中央滴加细胞悬液，避免液滴挂壁，以防在离开磁场、洗柱收集阳性细胞时，混入阴性细胞，降低纯度。

(4) 通常分离出特定细胞亚群后，还需细胞培养一段时间作功能研究，应注意无菌操作。细胞表面结合的磁珠在培养 24 h 后会自行脱落，不影响后续功能实验。

第二节　B 细胞亚群和细胞分子标记

处于不同分化阶段和分属不同亚群的 B 细胞，其细胞表面分子包括分化抗原和膜型免疫球蛋白，细胞内分子如转录因子和磷酸化信号蛋白等，以及分泌的细胞因子都不尽相同(表 3-3)。采取多种识别细胞分子标记的多色荧光抗体探针组合，流式细胞术能够鉴定 B 细胞不同分化阶段和 B 细胞亚群(表 3-4、表 3-5)，在此基础上比较分析疾病和健康状态下 B 细胞亚群数量、比例和分子表达差异，评价 B 细胞功能和机体免疫状态。

表 3-3　小鼠 B-2 B 细胞发育和细胞表面分子标记

B-2 B 细胞的分化(第一部分)								
	祖 B 细胞	前 B 细胞	未成熟 B 细胞	过渡 B 细胞	边缘区前体	边缘区 B 细胞	调节性 B 细胞	滤泡 B 细胞
分布	骨髓	骨髓	骨髓	骨髓、次级淋巴器官	脾脏红髓	脾脏边缘区	次级淋巴器官	次级淋巴器官和骨髓再循环
表型	sIg^- $CD19^+$ $B220^+$ $CD43^+$ $CD24^+$ $IL7R^+$	sIg^- $CD19^+$ $B220^+$ $CD24^+$ $IL7R^+$ $CD43^{-/lo}$	$sIgM^{hi}$ $sIgD^{-/lo}$ $CD19^+$ $B220^+$ $CD24^+$ $CD93^+$ $CD62L^-$ $CD23^-$ $CD21/35^{lo}$ $CD43^-$	T1 B: $sIgM^{hi}$ $sIgD^{lo}$ CD62L - $CD23^-$ $CD21/35^{lo}$ $CD93^+$ T2 B: $sIgM^{hi}$ $sIgD^{hi}$ $CD62L^+$ $CD23^+$ $CD21/35^{lo}$ $CD93^+$ T3 B: $sIgM^{int/lo}$ $sIgD^{hi}$ $CD62L^+$ $CD23^+$ $CD21/CD35^{int}$ $CD93^+$	$sIgM^{hi}$ $sIgD^{hi}$ $CD23^+$ $CD21/35^{hi}$ $CD1d^{hi}$ $CD93^{lo}$	$sIgM^{hi}$ $sIgD^{lo}$ $CD9^+$ $CD21/35^{hi}$ $CD22^{hi}$ $CD1d^{hi}$ $CD93^-$ $CD23^{lo}$	$sIgM^{hi}$ $sIgD^{variable}$ $CD62L^-$ $CD1d^{hi}$ $CD5^+$ $CD93^{variable}$	FO-Ⅰ B: $sIgM^{int/lo}$ $sIgD^{hi}$ $CD62L^+$ $CD23^+$ $CD21/35^{int}$ $CD93^-$ FO-Ⅱ B: $sIgM^{hi}$ $sIgD^{hi}$ $CD62L^+$ $CD23^+$ $CD21/35^{int}$ $CD93^-$

续 表

B-2 B细胞的分化(第二部分)						
	活化B细胞	生发中心B细胞	浆母细胞	长寿浆细胞	短寿浆细胞	记忆B细胞
分布	次级淋巴器官	次级淋巴器官	次级淋巴器官	骨髓	次级淋巴器官	骨髓、次级淋巴器官再循环
表型	$sIgM^+$ $sIgD^+$ $B220^+$ $CD27^+$ $CD69^+$ $CD80/86^{+/hi}$ MHC $II^{+/hi}$ $CD138^-$ $CXCR4^-$	$sIgM^+$ $sIgA^+$ $sIgG^+$ $sIgD^{variable}$ $CD19^+$ $CD20^+$ $CD37^+$ $GL7^+$ $CD95^+$ $CD138^{lo}$ $CD38^{lo}$ $CD93^-$	$sIgM^+$ $sIgA^+$ $sIgG^+$ $CD19^+$ MHC II^+ $CD138^+$ $CXCR4^+$ $B220^{lo}$	sIg^- $CD19^-$ MHC II^- $B220^{lo}$ $CD38^{lo}$ $CD138^+$ $CXCR4^{hi}$	sIg^- $CD19^-$ MHC II^- $B220^{lo}$ $CD38^{lo}$ $CD93^+$ $CD138^+$ $CXCR4^{hi}$	$sIgM^+$ $sIgA^+$ $sIgG^+$ $sIgD^-$ $B220^+$ $CD38^{variable}$ $CD80^{variable}$ $CD62L^{variable}$ $CD95^{lo}$

表3-4 荧光抗体标记组合鉴定小鼠骨髓不同分化阶段B细胞

B细胞亚群	表型
pre-pro B细胞	$B220^+$ $CD43^+$ IgM^- HSA^- $CD13^-$
早期和晚期pro-B细胞	$B220^+$ $CD43^+$ IgM^- HSA^+ $CD13^{+/-}$
pre-B细胞	$B220^+$ $CD43^{-/lo}$ HSA^+ IgM^-
未成熟B细胞	$B220^{lo}$ $sIgM^+$
再循环B细胞	$B220^{hi}$ $sIgM^+$

注：设门策略。①通过B220和sIgM双参数图，可以将骨髓淋巴细胞分为再循环B细胞($B220^{hi}sIgM^+$)、未成熟B细胞($B220^{lo}sIgM^+$)和$B220^{hi}sIgM^-$细胞(pre-pro B细胞、pro-B细胞和pre-B细胞)；②进一步根据CD43和B220双参数图将$B220^{hi}$ $sIgM^-$细胞分为$CD43^{-/lo}$ pre-B细胞和$CD43^+$细胞(pre-pro B细胞和pro-B细胞)；最后根据HSA(CD24)和CD13双参数图将$B220^{hi}sIgM^-$ $CD43^+$细胞分为HSA^- pre-pro B细胞和HSA^+ $CD13^-$早期和HSA^+ $CD13^+$晚期pro-B细胞。

表3-5 荧光抗体标记组合鉴定小鼠脾脏B细胞亚群

B细胞亚群	表型
过渡T1 B细胞	$B220^+$ $sIgM^{hi}$ $CD21^{lo}$ AA4. 1^+ $CD23^-$ $sIgD^{lo}$
过渡T2 B细胞	$B220^+$ $sIgM^{hi}$ $CD21^{lo}$ AA4. 1^+ $CD23^+$ $sIgD^{hi}$
过渡T3 B细胞	$B220^+$ $sIgM^{lo}$ $CD21^{int}$ AA4. 1^+ $CD23^+$ $sIgD^{hi}$
滤泡B细胞	$B220^+$ $sIgM^{int-lo}$ $CD21^{int}$ AA4. 1^- $CD23^+$ $sIgD^{hi}$

续 表

B细胞亚群	表型
MZP B细胞	$B220^{+}$ $sIgM^{hi}$ $CD21^{hi}$ AA4.1^{-} $CD23^{+}$ $sIgD^{hi}$
MZ B细胞	$B220^{+}$ $sIgM^{hi}$ $CD21^{hi}$ AA4.1^{-} $CD23^{lo}$ $sIgD^{lo}$
再循环B细胞	$B220^{+}$ $sIgM^{hi}$ $CD21^{lo}$ AA4.1^{-} $CD23^{+}$

注：(1) 六色荧光抗体标记组合：B220 - APCCy7、sIgM - FITC、CD21/35 - PECy5.5、AA4 - APC、CD23 - PE、sIgD - biotin和SA - PECy7。

(2) 设门策略(①→②→③)：①通过CD21和sIgM双参数图，可以将$B220^{+}$脾细胞分为Fr. Ⅰ($B220^{+}$ $sIgM^{hi}$ $CD21^{lo}$)/Fr. Ⅱ($B220^{+}$ $sIgM^{int}$ $CD21^{int}$)/Fr. Ⅲ($B220^{+}$ $sIgM^{hi}$ $CD21^{hi}$)3个部分；②进一步根据AA4.1和CD23双参数图，Fr. Ⅰ可分为过渡T1 B细胞($B220^{+}$ $sIgM^{hi}$ $CD21^{lo}$ AA4.1^{+} $CD23^{-}$)、过渡T2 B细胞($B220^{+}$ $sIgM^{hi}$ $CD21^{lo}$ AA4.1^{+} $CD23^{+}$)和再循环B细胞($B220^{+}$ $sIgM^{hi}$ $CD21^{lo}$ AA4.1^{-} $CD23^{+}$)；Fr. Ⅱ可分为过渡T3 B细胞($B220^{+}$ $sIgM^{lo}$ $CD21^{int}$ AA4.1^{+} $CD23^{+}$)和FO B细胞($B220^{+}$ $sIgM^{int-lo}$ $CD21^{int}$ AA4.1^{-} $CD23^{+}$)；Fr. Ⅲ可分为MZ B细胞($B220^{+}$ $sIgM^{hi}$ $CD21^{hi}$ AA4.1^{-} $CD23^{lo}$)和MZP B细胞($B220^{+}$ $sIgM^{hi}$ $CD21^{hi}$ AA4.$1^{lo/-}$ $CD23^{+}$)；③sIgD直方图进一步显示这7个脾脏B细胞亚群的IgD水平。

第三节 B细胞功能检测

B细胞的主要功能是在外来抗原的激发下活化、增殖和分化为浆细胞，分泌抗体介导体液免疫。体内的抗体应答过程虽然复杂，但通过体外B细胞活化、增殖和分化等功能实验检测，有助于阐释其发生机制。

一、B细胞的早期活化

抗原或丝裂原通过作用于相应受体启动跨膜和细胞内信号转导途径，产生一系列生化反应和生物学效应，促进B细胞活化。B细胞早期活化的主要检测方法有：流式细胞术检测BCR刺激前后细胞内Ca^{2+}浓度变化，流式细胞术检测B细胞CD69，B7和MHC Ⅱ类分子的表达，流式细胞术或免疫印迹法检测BCR信号通路蛋白及其磷酸化水平等(见第十一章的应用举例：抗IgM刺激B细胞IκBα磷酸化检测)。以下以流式细胞术检测B细胞表面活化标记为例，介绍B细胞活化功能检测方法。采用不同浓度(0.01～10 mg/L)LPS，刺激小鼠静息B细胞48～72 h后，以PE标记小鼠CD86单克隆抗体进行免疫荧光染色，用流式细胞仪检测刺激和未刺激组$CD86^{+}$ B细胞百分比和CD86分子平均荧光强度(MFI)。

【材料与试剂】

(1) CD43抗体磁珠分选小鼠静息B细胞。

(2) 刺激剂LPS(Sigma-Aldrich公司，货号L4391)、E. coli DNA(Sigma-Aldrich公司，货号D2001)或$F(ab')_2$-羊抗小鼠IgM μ链(Jackson ImmunoResearch Laboratories公司，货号115-006-020)。

(3) FACS缓冲液PBS+0.02%叠氮钠+1.0%胎牛血清(FCS)。

(4) PE-抗小鼠CD86大鼠单克隆抗体/PE-大鼠IgG2a，κ同型对照抗体(BioLegend公司，货号105007/400507，0.2 g/L)。

(5) 抗体Fc受体封闭剂：纯化的抗小鼠CD16/CD32抗体(eBioscience公司，货号14-

0161，0.5 g/L)，100×稀释使用。

(6) RPMI 1640 完全培养液、96 孔平底细胞培养板、流式细胞仪。

【实验步骤】

1. 细胞培养

(1) 用 RPMI 1640 完全培养液调整 B 细胞浓度为 1×10^6 个/ml，96 孔平底培养板每孔加入 0.1 ml B 细胞悬液。

(2) 向每孔 B 细胞悬液中加入 0.1 ml 终浓度为 0.01～10 mg/L LPS 以及不加刺激剂的阴性对照，每个条件 3 个复孔，用枪头上下混匀。

(3) 将培养板置于 37 ℃、5%CO_2 细胞培养箱中，培养 48～72 h。

2. 细胞表面抗原直接染色

(1) 封闭 Fc 受体：收集 B 细胞，将细胞重悬于 FACS 染色缓冲液 1∶100 稀释的 FcR 封闭液中，冰上孵育 20 min。

(2) 每管 B 细胞悬液 50 μl 和 FACS 缓冲液 1∶50 稀释的 PE－CD86 或同型对照抗体 50 μl，轻轻地脉冲涡旋混合，避光冰上孵育 15 min。

(3) 洗涤：每管加入 FACS 缓冲液 2 ml，上下混匀，300～400 g 离心 5 min，弃上清液。重复清洗 1 次。吸净上清液。将细胞重悬于 500 μl FACS 缓冲液中，混匀后上机检测(图 3－2)。

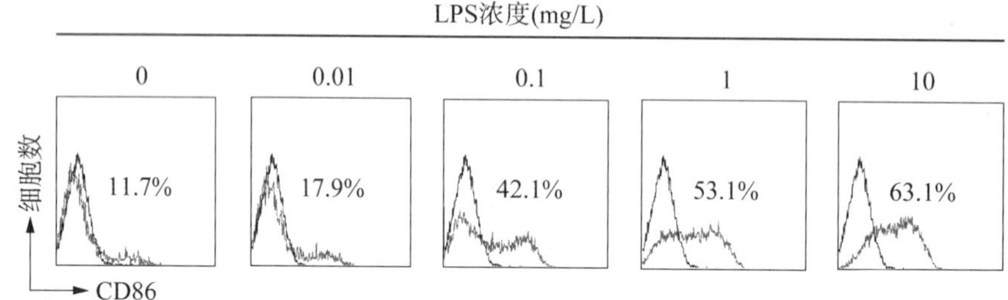

图 3－2　流式分析不同浓度 LPS 刺激 B 细胞 48 h 后 $CD86^+$ 细胞百分率

【注意事项】

(1) 本实验使用的刺激剂，除 LPS 以外还可以选用：CpG 基序的寡核苷酸 0.1～10 mg/L、抗 IgM $F(ab')_2$ 2～200 mg/L 或抗 CD40 抗体 0.2～10 mg/L。

(2) 流式单色分析无需荧光补偿，用同型对照管调电压。

(3) 设门策略：①在第 1 张 FSC/SSC 散点图上可以根据细胞大小特征圈出活细胞门，或者进行 7－AAD 染色，以除外死细胞对检测的干扰；②在此基础上建立第 2 张 PE－CD86 单参数直方图，用同型对照管调 PE 通道电压后，检测 B 细胞刺激前后 $CD86^+$ 细胞百分比和 CD86 荧光强度，评价 B 细胞活化状态。

三、B 细胞增殖检测

B 细胞在受到抗原特异性和非特异性刺激后活化和增殖。B 细胞增殖和抗体类别转换，继而记忆性 B 细胞或浆细胞分化有直接关联性。

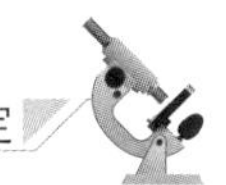

体外检测淋巴细胞增殖的方法很多，包括经典的细胞直接计数法、氚标记胸腺嘧啶核苷（$^{3}H-Tdr$）掺入DNA合成检测法和细胞代谢活性检测法，如CCK-8比色法等。运用流式细胞术检测细胞增殖方法有：羧基荧光素乙酰乙酸（carboxyfluorescein diacetate, succinimidyl ester, CFSE）标记法、溴脱氧尿嘧啶核苷（bromodeoxyuridine, Brdu）掺入DNA合成检测法和单克隆抗体标记分析细胞周期相关蛋白（见第十章）。

CFSE是一种和细胞内蛋白共价结合荧光染料，被488 nm激光激发后产生绿色荧光。用流式细胞仪在单参数直方图上，能够分辨出伴随细胞分裂次数增加而出现CFSE荧光强度2倍递减现象。若同时检测细胞表面标记，能够分析特定淋巴细胞亚群的增殖反应。以下以CFSE标记法为例，介绍B细胞增殖功能检测方法。

【材料与试剂】

(1) CD43磁珠分选的静息B细胞。

(2) 细胞培养级DMSO。

(3) CFSE（Invitrogen公司），分子量557.47，冻干粉，－20 ℃避光保存。使用前取1支，按照说明书添加适量DMSO稀释至5 g/L。

(4) $F(ab')_2$-羊抗小鼠IgM μ链（Jackson ImmunoResearch Laboratories公司，货号115-006-020，1.2 g/L）。

(5) 0.1% BSA/PBS、RPMI 1640完全培养液、FACS缓冲液（同前文）。

(6) 96孔平底细胞培养板、流式细胞仪。

【实验步骤】

(1) CFSE染色

1) 用0.1% BSA/PBS调整B细胞浓度为1×10^{6}个/ml。

2) 在15 ml离心管中，按照1 ml细胞悬液添加5 g/L CFSE溶液2 μl，成比例计算需要标记的细胞数和CFSE量。

3) 上下颠倒混匀，避光37 ℃孵育10 min。

4) 添加5倍体积的冰冷RPMI完全培养液，冰上孵育5 min以终止反应。

5) 300～400 g离心5 min，倾倒上清液，重复离心，共3次。

6) 用RPMI完全培养液重悬，调整B细胞浓度为1×10^{6}个/ml。

(2) 向96孔平底培养板每孔加入上述B细胞悬液0.1 ml。

(3) 向每孔B细胞悬液中加入0.1 ml终浓度为10 mg/L抗IgM $F(ab')_2$，以及不加刺激剂的阴性对照，每个条件3个复孔，用枪头上下混匀溶液。

(4) 将培养板置于37 ℃、5% CO_2细胞培养箱中，培养72 h。

(5) 离心收集B细胞，将每孔细胞重悬于流式细胞染色缓冲液500 μl中，流式细胞仪488 nm波长FITC通道检测CFSE标记细胞荧光强度（图3-3）。

【注意事项】

(1) CFSE染色前应确保单细胞悬液，细胞团块影响染色效果。

(2) CFSE浓度过高会对细胞产生毒性，染色浓度范围一般在0.2～25 μmol/L，取决于CFSE标记细胞体外培养时间或体内转输实验CFSE标记细胞体内追踪时间的长短。

(3) B细胞增殖形成细胞团块。故收集细胞上机检测前用枪头上下吹打细胞悬液，也

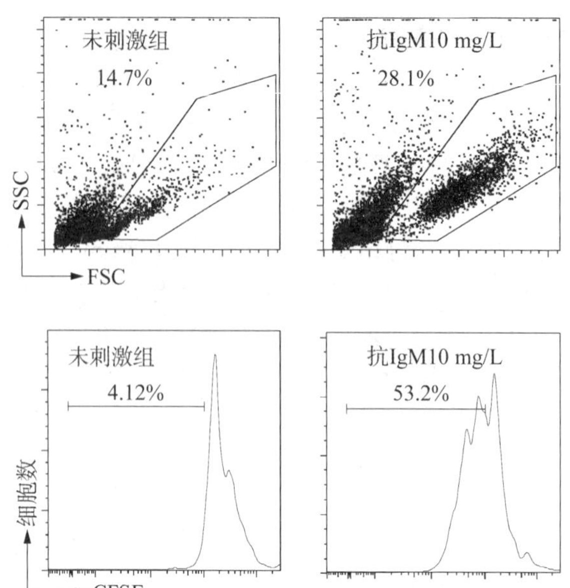

图 3-3　流式分析抗 IgM 10 mg/L 刺激静息 B 细胞 72 h 后细胞增殖情况

可在染色缓冲液中添加 2.5 mmol/L EDTA，以消散团块成单细胞悬液。

（4）流式细胞仪获取数据时，在第 1 张 FSC/SSC 散点图上可以根据细胞大小特征圈出活细胞门，以除外死细胞对检测的干扰。在此基础上建立第 2 张 FITC-CFSE 单参数直方图，检测 CFSE 荧光递减细胞百分比。在单参数直方图上细胞分裂的每一代都有一个明显可见的波峰。根据未刺激阴性对照组，明确第 1 代未分裂细胞 CFSE 峰位置。CFSE 标记法检测分裂代数可达 8 代，并可以用 ModFit 软件分析细胞增殖动力模型。

四、抗体类别转换的体外诱导和检测

LPS 体外单独刺激小鼠 B 细胞产生大量的 IgM 和少量的 IgG2b 和 IgG3，LPS+IL-4 诱导 IgG1 和 IgE 类别转换，LPS+TGF-β 协同促进 IgA 类别转换。同样，抗 CD40 或 CD40L 体外单独刺激小鼠 B 细胞产生 IgG2b 和 IgG3，在 IL-4 存在下，抗 CD40 或 CD40L 刺激 B 细胞发生 IgE 和 IgG1 类别转换，抗 CD40 或 CD40L 和 IL-21 协同诱导 IgG1 和 IgG3 类别转换。以上实验体系广泛用于体外研究 B 细胞活化、增殖和类别转换之间的关联性、类别转换顺序，以及类别转换调控分子机制。流式细胞术可进行表面或细胞质 Ig 染色检测表达相应抗体类别 B 细胞所占百分比。

【材料与试剂】

（1）纯化的静息小鼠脾脏 B 细胞。

（2）刺激剂 LPS(Sigma-Aldrich 公司，货号 L4391)、重组小鼠 IL-4(R&D 公司，货号 404-ML)，重组小鼠 CD40L(R&D 公司，货号 1163-CL)或抗小鼠 CD40(eBioscience 公司，克隆 1C10，货号 16-0401)。

（3）FACS 缓冲液：PBS+0.02%叠氮钠+1.0% FCS。

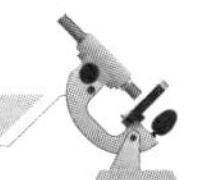

(4) BD Cytofix/Cytoperm™ Kit(BD Pharmingen™公司,货号554714),内含细胞固定/透膜缓冲液和透膜/清洗缓冲液;或者eBioscience Fixation和Permeabilization Kit(eBioscience公司,货号88-8823)。

(5) FcγR封闭剂:纯化的大鼠抗小鼠CD16/CD32抗体(eBioscience公司,货号14-0161, 0.5 g/L),FACS缓冲液1∶50稀释后使用。

(6) PE-大鼠抗小鼠IgG1/PE-大鼠IgG1同型对照抗体(BD Pharmingen™公司,货号562027/554685, 0.2 g/L),工作浓度1∶100稀释后使用。

(7) FITC标记大鼠抗小鼠IgG1/FITC标记大鼠IgG1同型对照抗体(BD Pharmingen™公司,货号553443/554684, 0.5 mg/ml),胞内Ig染色用,终浓度≤20 μg/ml。

(8) 纯化的大鼠抗小鼠IgG1抗体(BD Pharmingen™公司,货号553440, 0.5 g/L),1∶25稀释使用。

(9) 24孔平底培养板、流式细胞仪。

【实验步骤】

1. 细胞培养

(1) 纯化静息B细胞浓度1×10^6个/ml, 1 ml/孔添加于24孔板。

(2) 每孔添加含LPS(20～200 mg/L)和IL-4(40 μg/L)的RPMI 1640完全培养液1 ml。或者每孔添加含抗CD40或CD40L(20 mg/L)和IL-4(40 μg/L)的RPMI 1640完全培养液1 ml。

(3) 未刺激对照组每孔添加RPMI 1640完全培养液1 ml。

(4) 37 ℃、5%CO_2培养箱孵育72 h。

2. B细胞表面Ig(sIg)类别检测

(1) 封闭Fc受体:收集B细胞,每管加入FACS缓冲液2 ml,上下混匀,300～400 g离心5 min,弃上清液。重复清洗1次。吸净上清液。每管细胞重悬于含抗CD16/CD32抗体的FACS缓冲液100 μl,冰上孵育20 min。

(2) sIg染色:加入PE-抗小鼠IgG1或同型对照抗体,轻轻地脉冲涡旋混匀,避光冰上孵育15 min。

(3) 洗涤:每管加入FACS缓冲液2 ml,上下混匀,300～400 g离心5 min,弃上清液。重复清洗1次。吸净上清液。

(4) 将细胞重悬于400 μl FACS缓冲液中,混匀后上机检测。

3. 细胞质Ig类别检测

(1) 封闭Fc受体:同前文。

(2) 封闭细胞表面IgG1:用纯化大鼠抗小鼠IgG1抗体封闭细胞表面IgG1, 2 μg抗体/细胞/100 μl FACS染色液,冰上孵育15 min。

(3) 洗涤:加入FACS缓冲液2 ml/管,上下混匀,300～400 g离心5 min,弃上清液。重复清洗1次。吸净上清液。

(4) 细胞固定和透膜:每管添加固定/透膜胞内染色缓冲液100 μl,常温孵育30 min。

(5) 用透膜/清洗缓冲液洗涤细胞2次。

(6) 胞内 Ig 染色：细胞重悬于透膜/清洗缓冲液 100 μl，加入 FITC 标记大鼠抗小鼠 IgG1 或 FITC 标记大鼠 IgG1 同型对照抗体，避光常温孵育 30 min。

(7) 用透膜/清洗缓冲液洗涤细胞 2 次后，细胞重悬于 FACS 缓冲液 400 μl，上机检测。

【注意事项】

(1) LPS＋IL－4 刺激初始 B 细胞活化、增殖和分化为浆母细胞，浆母细胞的细胞质内含有大量 Ig。

(2) 胞内 Ig 染色时需要对细胞进行固定和透膜处理，可选择使用“可固定的活细胞染料(fixable viability dye)”以区分死细胞和活细胞。

五、生发中心反应

半抗原 4－羟基－3－硝基苯乙酰基(4－hydroxy－3－nitrophenylacetyl, NP)和鸡 γ 球蛋白(chicken gamma globulin, CGG)的共价偶联物，NP－CGG 免疫 C57BL/6 野生鼠是研究 TD－Ag 免疫应答(体细胞高频突变、抗体亲和力成熟和类别转换)机制的常用实验模型，也常作为具有 C57BL/6 背景的特定基因敲除鼠的实验对照，探讨特定基因在生发中心反应中的作用。

(一) NP－CGG 免疫 C57BL/6 野生鼠

具体方案见第五章第三节应用举例。

(二) ELISA 间接法检测抗 NP 抗体亲和力和效价

【材料与试剂】

(1) 包被抗原：2.5 mg/L NP_2－BSA (Biosearch Technologies 公司，货号 N－5050L)，PBS 配制；2.5 mg/L NP_{25}－BSA (Biosearch Technologies 公司，货号 N－5050H)，PBS 配制。

(2) 封闭液：1% BSA＋PBS。

(3) 洗涤缓冲液：0.05%Tween20＋PBS。

(4) 抗体稀释缓冲液：0.05%Tween20＋1%BSA＋PBS。

(5) 待测血清：分别于第 0 周、2 周、4 周、6 周、8 周和 10 周采血，分离血清，－80 ℃分装保存。

(6) HRP 标记羊抗小鼠 IgG1 同种型抗体(Southern Biotech 公司)。

(7) ABTS[2,2′-边氮基-双(3－乙基苯并噻吡咯啉－6 磺酸)]底物溶液

1) 柠檬酸缓冲液，pH 值 4.0：柠檬酸($C_6H_8O_7 \cdot H_2O$，分子量 210.14)5.742 g，纯水至 500 ml，10 mol/L NaOH 调至 pH 值 4.0。

2) ABTS 溶液：ABTS 30 mg 加 2 ml 纯水溶解，4 ℃避光保存。

3) 使用前新鲜配制 20 ml 柠檬酸缓冲液，pH 值 4.0＋15 g/L 的 ABTS 200 μl＋30%(V/V)H_2O_2 20 μl。

(8) 器材：手术器械、96 孔酶标板、分光光度仪。

【实验步骤】

(1) 包被抗原：96 孔酶标板，每孔添加 2.5 mg/L NP_2－BSA 50 μl 或 2.5 mg/L NP_{25}－BSA 50 μl，封膜，4 ℃过夜。

(2) 洗涤：颠倒酶标板，用力甩去孔中抗原溶液，在吸水纸上轻拍吸掉残留液滴。每孔

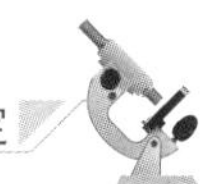

添加洗涤液 250 μl，静置 30 s，颠倒酶标板，用力甩去孔中抗原溶液，在吸水纸上轻拍吸掉残留液滴。重复洗 3 次。

(3) 封闭：每孔加入封闭液 260 μl，贴上封口膜后室温静置 1 h。

(4) 准备：利用封闭 1 h 间隙，用抗体稀释缓冲液梯度稀释标准品。

1) N1G9 克隆是低亲和力抗体(IgG1 - NP - 25)标准品。

2) C6 克隆作为高亲和力抗体(IgG1 - NP - 2)标准品。

3) 从 1 mg/L 开始稀释，每次稀释 4 倍，共稀释 7 个不同浓度和待测抗血清(1 000×，2 000×，4 000×，8 000×，16 000×)。

(5) 一抗孵育：用排枪吸去封闭液，每孔加入稀释抗血清或标准品 50 μl，室温摇晃 1 h，保持孔不要干燥。

(6) 重复洗涤步骤(2)。

(7) 二抗孵育：加入抗体稀释缓冲液稀释 HRP 标记二抗(10 000×)，每孔 50 μl，室温摇晃 1 h。

(8) 重复洗涤步骤(2)。

(9) 每孔加入 100 μl 新鲜配制的 ABTS 溶液，避光室温反应 15 min，405 nm 测定吸光度。

【注意事项】

(1) 在初次免疫后 1～3 周低亲和力抗 NP25 IgG1 抗体水平逐渐上升到高峰(140 mg/L)，至第 8 周消退至 40 mg/L 上下，高亲和力抗 NP_2 IgG1 抗体持续在低水平(40 mg/L 上下)。第 8 周追加免疫刺激记忆 T 细胞和记忆 B 细胞活化，激发再次应答，产生的抗体以高亲和力和高效价的抗 NP_2 IgG1 抗体(到第 11 周时已快速上升到 350 mg/L)为主。

(2) 影响 ELISA 检测的敏感性和特异性因素有酶标板包被抗原纯度和浓度、封闭剂、抗原抗体反应时间，以及酶标记二抗等。

(三) 脾脏生发中心酶免疫组化染色

【材料与试剂】

(1) 冷冻切片 O. C. T 包埋剂(Fischer Scientific 公司，货号 23 - 730 - 571)。

(2) 100%丙酮、PBS。

(3) 生物素化花生凝集素(peanut agglutinin，PNA)(Vector Laboratories 公司，货号 B - 1075)，300×稀释。

(4) 链霉亲和素标记碱性磷酸酶(streptavidin-alkaline phosphatase，SA - AP)(SouthernBiotech 公司，货号 7100 - 04)。

(5) AP 底物快蓝(Fast blue)溶液：0. 125 g/L 奈酚- AS - MX 磷酸盐＋0. 25 g/L 快蓝 BB 盐＋2 mmol/L 左旋咪唑＋0. 1 mol/L Tris - HCl(pH 值 8. 5)，过滤，立即使用。

(6) 冷冻切片机、防脱载玻片(MAS - coated slide)。

【实验步骤】

(1) NP - CGG 免疫小鼠 2 周后取小鼠脾脏，用 OCT 复合物包埋液氮速冻，－80 ℃保存以备切片。

(2) 用冷冻切片机纵切脾脏组织块，切片厚度 5 μm，附贴于 MAS-coated 载玻片上，自然风干 10 min 后室温保存。

(3) 染色前切片用冰冷丙酮 4 ℃固定 10 min。

(4) PBS 浸洗载玻片 2 次，每次 3 min。

(5) 切片上滴加生物素标记抗小鼠 PNA 抗体 100 μl 覆盖组织，放入湿盒中室温孵育 1 h 或 4 ℃过夜。

(6) PBS 浸洗载玻片 3 次，每次 3 min。

(7) 切片上滴加链霉亲和素标记碱性磷酸酶(SA - AP)100 μl，放入湿盒中室温孵育 20 min。

(8) PBS 浸洗载玻片 3 次，每次 3 min，准备 AP 底物。

(9) 在每张切片上滴加 2～3 滴 AP 底物快蓝溶液，显色反应 10 min，PBS 浸洗后 30% 甘油封片。

(10) 显微镜下每个小鼠观察 15 个左右生发中心(PNA^+ 淡蓝色着色区域)，利用图像处理软件 Image J 测量分析生发中心面积，计算平均值。

【注意事项】

(1) NP - CGG 免疫小鼠 2～3 周后淋巴滤泡生发中心结构形成达高峰，至第 6～8 周逐渐萎缩。

(2) 加强切片清洗，防止一抗、二抗等试剂残留而引起非特异性染色。但需注意轻柔冲洗，防止切片脱落。

(3) 在对脾脏、骨髓和炎性组织做免疫组化染色时容易出现因内源性过氧化物酶作用导致假阳性的结果，需要 3% H_2O_2 处理或选用碱性磷酸酶。

(四) NP 特异性生发中心 B 细胞和记忆 B 细胞鉴定

【材料与试剂】

(1) NP - CGG 免疫 2 周的 C57BL/6 小鼠。

(2) FcγR 封闭剂：纯化的大鼠抗小鼠 CD16/CD32 抗体(eBioscience 公司，货号 14 - 0161，0.5 g/L)，50×稀释。

(3) V450 标记大鼠抗小鼠 IgG1/V450 标记大鼠 IgG1 同型对照抗体(BD Biosciences 公司，货号 562107/560535，0.2 g/L)，100×稀释。

(4) PE 标记 NIP - BSA[4-hydroxy-5-iodo-3-nitrophenyl acetyl(NIP)26-BSA]，500×稀释。

(5) APC 标记大鼠抗小鼠 CD38 抗体、APC 标记大鼠 IgG2a，κ 同型对照抗体(Biolegend 公司，货号 102712/400512，0.2 g/L)，100×稀释。

(6) PE - Cy7 标记抗小鼠 B220 抗体/PE - Cy7 标记大鼠 IgG2a，κ 同型对照抗体(BD Biosciences 公司，货号 561881/552784，0.2 g/L)，80×稀释。

(7) FACS 染色液。

(8) 流式细胞仪。

【实验步骤】

(1) NP - CGG 免疫 2 周后处死小鼠，取脾、裂解红细胞、制备脾脏单细胞悬液。

(2) 封闭 FcγR：B 细胞重悬于含抗 CD16/CD32 抗体的 FACS 染色缓冲液，细胞浓度

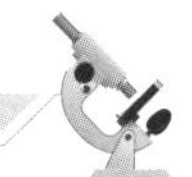

2×10^7 个/ml，抗体 5 mg/L，冰上孵育 20 min。

（3）四色荧光标记 B 细胞

1）四色样品检测管：FACS 缓冲液 50 μl，含 V450 标记大鼠抗小鼠 IgG1（50×稀释）、PE 标记 NIP-BSA（250×稀释）、APC 标记大鼠抗小鼠 CD38 抗体（50×稀释）和 PE-Cy7 标记抗 B220 抗体（40×稀释）；与 FcγR 封闭后的脾细胞悬液 50 μl，轻轻地脉冲涡旋混合，避光冰上孵育 15～30 min。

2）同型对照管：FACS 缓冲液 50 μl，含同型对照抗体大鼠 IgG1-V450、大鼠 IgG2a-APC 和大鼠 IgG2a-PE-Cy7，抗体浓度同样品检测管；与 FcγR 封闭后的 B 细胞悬液 50 μl，轻轻地脉冲涡旋混合，避光冰上孵育 15～30 min。

3）单阳性对照管：以 PE 标记单阳性对照管为例，FACS 缓冲液 50 μl 含 PE 标记 NIP-BSA、大鼠 IgG2a-APC、大鼠 IgG2a-PE-Cy7 和大鼠 IgG1-V450，抗体浓度同样品检测管；与 FcγR 封闭后的 B 细胞悬液 50 μl，轻轻地脉冲涡旋混合，避光冰上孵育 15～30 min。

（4）洗涤后将细胞重悬于 500 μl FACS 缓冲液中，混匀后上机检测。

【注意事项】

（1）根据 NP 特异性生发中心 B 细胞（NIP^+ $IgG1^+$ $B220^+$ $CD38^{-/low}$）和记忆 B 细胞（NIP^+ $IgG1^{high}$ $B220^+$ $CD38^+$）表型，设计流式细胞设门策略。首先在 FSC/SSC 散点图上圈出活细胞→根据 PE-Cy7-B220/FSC 散点图圈出 $B220^+$ 活细胞→根据 PE-NIP/FSC 散点图圈出 NP 特异性 B 细胞（$B220^+$ NIP^+）。最后根据 V450-IgG1/APC-CD38 散点图，分析 NP 特异性 B 细胞（$B220^+$ NIP^+）中记忆 B 细胞（$IgG1^{high}$ $CD38^+$）和生发中心 B 细胞（$IgG1^{dull}$ $CD38^{dull}$）的数量和百分比。

（2）V450、APC、PE 和 PE-Cy7 荧光搭配组合分别由 405、633 和 488 nm 波长激光激发，而且由 488 nm 激光激发的 PE 和 PE-Cy7，最大发射波长分别在 577 和 774 nm，光谱几乎不重叠。因此四色基本上荧光补偿调节很少。用同型对照或空白管调电压确立各参数阴性和阳性界标。

主要参考文献

1. 曹雪涛. 精编免疫学实验指南[M]. 北京：科学出版社，2009：77—101.

2. 柳忠辉，吴雄文. 医学免疫学实验技术[M]. 第 2 版. 北京：人民卫生出版社，2014：104—110.

3. Osmond D G. Proliferation kinetics and the life span of B cells in central and peripheral lymphoid organs [J]. Curr Opin Immunol, 1991,3: 179-185.

4. Osmond D G. The turnover of B-cell populations [J]. Immunol Today, 1993,14: 34-37.

5. Kreslavsky T, Wong JB, Fischer M, et al. Control of B-1a cell development by instructive BCR signaling [J]. Curr Opin Immunol, 2018,51: 24-31.

6. Li Z, Wang H, Xue L, et al. Emu-BCL10 mice exhibit constitutive activation of

both canonical and noncanonical NF-kappa B pathways generating marginal zone (MZ) B-cell expansion as a precursor to splenic MZ lymphoma [J]. Blood, 2009,114: 4158 - 4168.

7. Srivastava B, Quinn WJ 3rd, Hazard K, et al. Characterization of marginal zone B cell precursors [J]. J Exp Med, 2005,202: 1225 - 1234.

8. Stolp J, Mariño E, Batten M, et al. Intrinsic molecular factors cause aberrant expansion of the splenic marginal zone B cell population in nonobese diabetic mice [J]. J Immunol, 2013,191: 97 - 109.

9. Li Y, Takahashi Y, Fujii S, et al. EAF2 mediates germinal centre B-cell apoptosis to suppress excessive immune responses and prevent autoimmunity [J]. Nat Commun, 2016,7: 10836.

（陆　青）

第四章

T 细胞分离和功能测定

与 B 细胞相似，T 细胞也是由成体骨髓内的多能造血干细胞分化形成，但形成 T 细胞的祖细胞会经由血液循环从骨髓迁徙到 T 细胞特有的发育器官——胸腺(thymus)分化成熟，这也是 T 细胞得名的由来。胸腺包含基质细胞、上皮细胞和其他免疫细胞(如树突细胞、巨噬细胞等)，这些细胞表达 T 细胞发育分化所需的配体、细胞因子以及高水平的 MHC Ⅰ类、MHC Ⅱ类分子，共同构成胸腺特定的微环境。

进入胸腺的 T 祖细胞首先接受来自胸腺上皮细胞的信号，通过 Notch 1 受体激活 T 细胞谱系特异性基因的表达，促使祖细胞定向并逐步分化成熟。T 细胞在分化成熟不同阶段细胞表面可表达各种蛋白标记分子，如 CD4、CD8、T 细胞抗原受体(TCR)和 CD3 分子等。依据这些分子的表达情况，T 细胞的分化过程分为双阴性(double negative, DN)、双阳性(double positive, DP)和单阳性(single positive, SP)3 个阶段：①双阴性阶段为 T 细胞分化早期，T 细胞在此阶段定向并起始 TCR 的 β 链基因的重排。由于在此阶段 T 细胞不表达 CD4 或 CD8 分子，故称为双阴性 T 细胞。此时的 T 细胞也尚未表达 TCR 和 CD3 分子，不能识别抗原也不具有效应功能。②双阳性阶段的 T 细胞同时表达 CD8 和 CD4 分子(双阳性)，在此阶段大量增殖并起始 TCR 的 α 链基因的重排。大部分双阳性低表达 TCR 分子，并不能识别抗原，只有其中一小部分成功经历筛选(阳性选择和阴性选择)的双阳性 T 细胞才会顺利进入下一阶段。③在单阳性阶段，经历了 2 次选择过程的双阳性细胞继续分化为 $CD8^+$ 或者 $CD4^+$ T 细胞，即单阳性细胞。此时的 T 细胞完全分化成熟，同时表达 TCR 和 CD3 分子，可以识别抗原并产生效应功能。分化成熟的 T 细胞离开胸腺，随血液循环进入外周免疫器官。

T 细胞介导免疫应答可分为 4 个阶段：活化、扩增、收缩与记忆形成。进入外周免疫器官或血液循环的 T 细胞尚未接触到特异性抗原，被称为初始 T 细胞(naive T cells)。初始 T 细胞识别特异性抗原(以“抗原肽- MHC 复合物”的形式被抗原呈递细胞处理并呈递)并被活化，随后迅速增殖并大量扩增，进而分化成为具有不同效应功能的各类 T 细胞亚群，从而参与免疫应答。其中 $CD8^+$ T 细胞识别由 MHC Ⅰ类分子呈递的抗原肽，分化成细胞毒性 T 细胞，识别并杀死被感染的细胞；$CD4^+$ T 细胞识别由 MHC Ⅱ类分子呈递的抗原肽，可进一步分化成具有不同免疫功能的亚群：Th1、Th2、Th17 和 Tfh 细胞通过分泌不同的细胞因子激活相应的靶细胞调控免疫应答，Treg 细胞则起到抑制免疫活化的作用。清除抗原之后大部分效应 T 细胞出现凋亡，少部分则转变成记忆 T 细胞，当机体再次遭遇相同抗原时可迅速启动免疫应答而清除病原菌的入侵。

第一节　T 细胞的分离和纯化

T 细胞分离的方法与 B 细胞类似，主要依据 T 细胞表面特征性标记分子（如 CD3、CD4 或 CD8 等）和功能特点进行设计和分离，最常用的方法包括磁珠分选法和流式分选法，具体介绍如下。

一、小鼠胸腺、淋巴结单个核细胞分离

胸腺是 T 细胞分化成熟的场所，胸腺内大部分的免疫细胞为分化中的 T 细胞，其中约 5% 为 $CD4^-CD8^-$ 双阴性细胞，约 80% 为 $CD4^+CD8^+$ 双阳性细胞，剩余的为 $CD4^+$ 或 $CD8^+$ 单阳性细胞。外周淋巴结中包含了分化成熟的 T 细胞、B 细胞以及少量其他免疫细胞（如 DC）。取决于实验的目的，胸腺和外周淋巴结都是获取 T 细胞的重要淋巴器官。

【材料与试剂】

（1）活体小鼠。

（2）小鼠解剖器具（平头/弯头镊子，手术剪）、PBS、红细胞裂解液、细胞筛（70 或 100 μm）、尼龙滤网（200 目）、培养皿（6 cm）、1 ml 无针注射器活塞芯杆、移液管及移液枪、15 ml 离心管。

【实验步骤】

（1）颈椎脱臼法处死小鼠，根据实验所需淋巴器官进行解剖。胸腺位于胸腔内心脏上方，淋巴结位于不同部位包括皮下和脏器内。用镊子和手术剪分离取出胸腺和所需的淋巴结，置入装有 3 ml PBS 的 6 cm 培养皿内。

（2）将胸腺或淋巴结放入细胞筛，浸没在 PBS 中，用注射器活塞芯杆将组织在细胞筛尼龙网上碾碎，通过细胞筛进入缓冲液。

（3）用 3 ml PBS 冲洗细胞筛和培养皿，并反复吹吸细胞悬液 2～3 次，之后将带有细胞的 PBS 通过尼龙滤网加入 15 ml 离心管。

（4）将细胞悬液以 450 g，10 min 离心沉淀后，弃上清液。

（5）用适量 PBS 重悬所得的细胞（表 4－1）。

表 4－1　小鼠 T 细胞在不同组织中的比例

脾脏		胸腺		外周血		淋巴结	
细胞类型	占比(%)	细胞类型	占比(%)	细胞类型	占比(%)	细胞类型	占比(%)
T 细胞	21～35	$CD4^+$	4～6	T 细胞	17～20	T 细胞	65～78
$CD4^+$	13～20	$CD8^+$	1～2	$CD4^+$	8～12	$CD4^+$	35～64
$CD8^+$	7～15	$CD4^+$ $CD8^+$	85～95	$CD8^+$	7～10	$CD8^+$	19～30
γδT	0.5～1					Treg	2～3

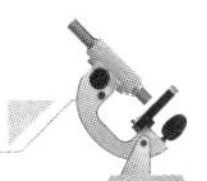

二、免疫磁珠法分离 Treg 细胞

免疫磁珠细胞分离法(MACS)是一种基于细胞表面特定抗原的分离方法。整个分离系统包含带有超顺磁性的纳米颗粒(即磁珠)、磁场和分选柱(有些系统不需要分选柱)。其中,磁珠包被针对特定免疫细胞的单克隆抗体(简称单抗)。悬液中细胞表面抗原与连接磁珠的特异性单克隆抗体相结合,受外加磁场的作用,与抗体和磁珠相连的细胞被吸附而滞留在磁场中,其他细胞不在磁场中停留从而得到分离。磁珠分离法分为阴性分离法和阳性分离法。与磁珠结合的细胞即分离所需的细胞为阳性分离法;磁珠结合的细胞为不需要细胞,不与磁场结合的细胞为所需细胞即阴性分离法。磁珠分离法的纯度高,相较于流式分选法经济便利快速,在实验中得到广泛应用。在 T 细胞分离中常用的磁珠/抗体包括 CD4 用于分离辅助 T 细胞,CD8 用于分离细胞毒性 T 细胞以及 CD4 和 CD25 用于分离 Treg 细胞。

【材料与试剂】

(1) 小鼠 $CD4^+CD25^+$ Treg 细胞分离试剂盒(Miltenyi Biotec 公司)。

(2) MACS 缓冲液: 0.5% BSA+2 mol/L EDTA+PBS, pH 值 7.2。

(3) MACS 磁架、磁铁和 LD 阴性分选柱和 MS 阳性分选柱(Miltenyi Biotec 公司)。

(4) 制备脾脏细胞悬液所需材料与试剂(见第三章)。

【实验步骤】

(1) 无菌制备小鼠脾脏细胞悬液。

(2) 磁珠标记非 $CD4^+$ 细胞及荧光标记 $CD25^+$ 细胞

1) 细胞计数,以下步骤所用试剂量以 10^7 个细胞为单位。

2) 细胞悬液离心,300 g 10 min,弃上清液。

3) 用 40 μl MACS 缓冲液重悬细胞。

4) 在 40 μl 细胞悬液中加入 10 μl 生物素(biotin)标记的混合抗体(含 CD8a、CD11b、CD45R、CD49b、Ter119)。

5) 混合均匀,在 2～8 ℃孵育 10 min。

6) 加入 38 μl MACS 缓冲液,20 μl 抗生物素磁珠,以及 2 μl CD25 - PE 抗体。

7) 混合均匀,在 2～8 ℃孵育 15 min。

(3) 磁珠分选Ⅰ: 去除非 $CD4^+$ 细胞

1) 将 LD 分选柱放入 MACS 磁架上相匹配的磁铁中。

2) 用 2 ml MACS 缓冲液冲洗分选柱。

3) 将上述(2)、7)制备好的细胞悬液加入过分选柱。

4) 用 15 ml 离心管收集流经分选柱未被标记和吸附的细胞,并用 2×1 ml MACS 缓冲液清洗分选柱 2 次,收集清洗液。

(4) 磁珠标记 $CD25^+$ 细胞

1) 将上述(3)、4)所得细胞悬液离心,300 g 5 min,弃上清液。

2) 用 90 μl MACS 缓冲液重悬细胞。

3) 加入 10 μl 抗 PE 磁珠微球,混匀并在 2～8 ℃孵育 15 min。

(5) 磁珠分选Ⅱ：阳选 $CD4^+CD25^+$ Treg 细胞

1) 将 MS 分选柱放入 MACS 磁架上相匹配的磁铁中。

2) 用 500 μl MACS 缓冲液冲洗分选柱。

3) 将上述(4)、3)制备好的细胞悬液加入分选柱。

4) 用 15 ml 离心管收集流经分选柱未被标记和吸附的细胞，并用 2×500 μl MACS 缓冲液清洗分选柱 2 次，收集清洗液。

5) 将 MS 分选柱从磁架上取下，放置于合适的收集管上(如 5 ml 流式管或 15 ml 离心管)。

6) 在分选柱上加入 1 ml MACS 缓冲液，立即用分选柱匹配的活塞芯杆快速推出磁珠标记的细胞(即 $CD4^+CD25^+$ 细胞)。

【注意事项】

(1) MACS 缓冲液中的 BSA 可用血清替代。

(2) 实验操作中不建议使用含有 Ca^{2+} 或 Mg^{2+} 的缓冲液。

(3) 对于分离其他组织中的 Treg 细胞(如血样、胸腺)需进一步优化条件。

(4) 分离和清洗分选柱时，注意保持分选柱湿润避免干涸。

三、流式细胞术分选 T 细胞

流式细胞分选法(FACS)是利用流式细胞分选仪对于处在液流中的单个细胞进行快速定量分析和分选的技术，适用于分选各种组织内特定的 T 细胞亚群或特定发育分化阶段 T 祖细胞，以及细胞亚群的进一步功能研究。通常待分选细胞由多种荧光抗体探针标记细胞表面的不同分子，然后使用流式细胞分选仪分选和纯化目标细胞。此法分离得到的 T 细胞纯度可达到 99%，收获率可达到 90%。常用的鉴定和分离 T 细胞及亚群的表面标记分子包括 CD3、CD4、CD8、CD25、CD44、CD62L 等。具体原理见第十章流式细胞术。

免疫磁珠细胞分离法与流式细胞术分选 T 细胞的比较见表 4-2。

表 4-2　细胞磁珠分选与流式分选比较

比较项目	MACS	FACS
设备要求	专用磁铁和分选柱	流式分选仪
试剂	磁珠结合抗体	荧光抗体
操作人员要求	操作简单	需专门培训
多种标记细胞	不可分选	可分选
表达丰度低的细胞	不可分选	可分选
识别细胞大小和颗粒度	不可识别	可识别
多种细胞分选	不可分选	可 4 路同时分选
对细胞刺激	小	大

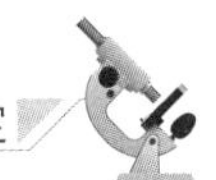

人 αβT 细胞发育分化阶段及标记表面分子见表 4-3。

表 4-3　人 αβT 细胞发育分化阶段及标记表面分子

T 细胞	表面分子
早期双阴性($CD4^-CD8^-$)胸腺细胞	CD2, HAS, $CD44^{hi}$
晚期双阴性($CD4^-CD8^-$)胸腺细胞	CD25, HAS, $CD44^{lo}$
早期双阳性($CD4^+CD8^+$)胸腺细胞	pTα, CD4, CD8, HSA
晚期双阳性($CD4^+CD8^+$)胸腺细胞	CD69, CD4, CD8, HSA
初始 T 细胞	CD4, CD62L, CD45RA, CD5
	CD8, CD45RA
效应 T 细胞	CD4, CD45RO, $CD44^{hi}$, Fas, FasL
	CD8, $CD44^{hi}$, Fas, FasL
记忆 T 细胞	CD4, CD45RO, CD44
	CD8, CD45RO, CD44

第二节　T 细胞功能检测

成熟的初始 T 细胞经过双重信号(即 TCR 识别与 MHC 分子结合的抗原肽及共刺激分子识别相应配体)的激活，随即进入 4～5 d 的快速增殖分裂阶段，并分化成效应 T 细胞。因此细胞增殖是检测 T 细胞活化及功能的手段之一。

一、CFSE 检测 T 细胞增殖反应

羧基荧光素乙酰乙酸(CFSE)是一种非极性的活细胞染料，可以自由扩散进入细胞并与细胞内蛋白的赖氨酸等胺基发生不可逆偶联，形成稳定的大分子荧光结合物。细胞分裂时，荧光结合物平均分配到 2 个子细胞中，荧光强度减半，最多可检测细胞分裂 7 代。因此在一个不断增殖的细胞群中，连续各代细胞的荧光强度表现为二倍递减的特征，可用流式细胞术的方法检测分析 CFSE 标记细胞的增殖动力学。CFSE 已被广泛应用于 T 细胞体外或体内增殖的检测。

【材料与试剂】

(1) CFSE。

(2) PBS、培养基 RPMI 1640+5%FBS。

(3) FACS 缓冲液：0.5% BSA+PBS。

(4) 制备脾脏细胞悬液所需材料与试剂(见第三章)。

(5) 磁珠法制备 $CD4^+$ T 细胞所需材料与试剂(见本章第一节)。

(6) Anti-CD3 抗体、IL-2、荧光抗体 CD3。

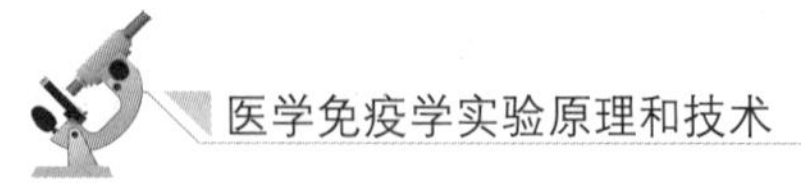

(7) 15 ml 离心管、96 孔("U"形底)细胞培养板、流式细胞分析仪。

【实验步骤】

1. 细胞制备

(1) 无菌制备小鼠脾脏细胞悬液。

(2) 并采用磁珠分选法获得 $CD4^+$ T 细胞。

(3) 分离所得的 T 细胞用培养基(RPMI 1640+5% FBS)重悬至(5~10)×10^6 个/ml。

2. CFSE 标记淋巴细胞

(1) 用 DMSO 配制 CFSE 染料至 5 mmol/L(25 mg CFSE 溶于 8.96 ml DMSO,分装后可储存于-20 ℃)。

(2) 取步骤 1、(2)所得 T 细胞悬液 1 ml 加入 15 ml 离心管底部,然后将离心管横置,在靠近管口加入 110 μl PBS,再将 1.1 μl 5 mmol/L CFSE 染料加入 110 μl PBS 中;迅速盖紧离心管并震荡混匀细胞和 CFSE 悬液。

(3) 将细胞 CFSE 混合液避光放置 20 ℃孵育 5 min。

(4) 用 10 ml 20 ℃培养基(RPMI 1640+5% FBS)洗涤,300 g 离心 5 min,再重复洗涤 2 次。

3. 体外刺激并培养细胞

(1) 将 CFSE 标记好的 T 细胞用培养基(RPMI 1640+5% FBS)重悬至(2~4)×10^6 个/ml;在"U"形底的 96 孔板中加入 200 μl 细胞/孔,每组设 2~3 个复孔。

(2) 在刺激样本组中加入 5 mg/L ConA 或 1 mg/L anti-CD3 抗体+50 U/ml IL-2 刺激剂;然后细胞放置在 37 ℃、5% CO_2 培养箱孵育培养 3~5 d。

4. 流式检测淋巴细胞增殖　收集培养的细胞用荧光抗体标记目的细胞表面标记(如 CD3),然后进行流式细胞仪上样与分析。数据经流式软件分析后,计算 CFSE 各个分裂代数的细胞比例。

【注意事项】

CFSE 标记细胞使用培养基而非 PBS,有助于降低 CFSE 对细胞造成的毒性,尤其是使用较高浓度 CFSE 时。

二、Th 亚群的诱导和鉴定

根据 T 细胞表面共受体分子的表达差异,T 细胞可分为 $CD4^+$ T 细胞和 $CD8^+$ T 细胞 2 个亚群。其中 $CD4^+$ T 细胞为辅助性 T 细胞(Th 细胞),$CD8^+$ T 细胞为杀伤性/细胞毒性 T 细胞(CTL)。$CD4^+$ T 细胞在不同的细胞因子环境下可进一步分化为不同的 Th 亚群,包括 Th1、Th2、Th17、Tfh 和诱导性调节 T 细胞(iTreg),这些亚群可分泌各类细胞因子参与不同的免疫应答。

【材料与试剂】

(1) 培养基 RPMI 1640+10% FBS。

(2) 抗体(anti-CD3, anti-CD28,阻断性 anti-IL-4 抗体,阻断性 anti-IFN-γ 抗体)。

(3) 细胞因子(IL-2、IL-4、IL-12、IL-6、TGF-β1)。

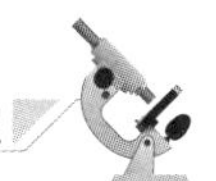

(4) PMA/Ionomycin(钙离子载体)、Brefeldin A(蛋白转运抑制剂)。
(5) 制备脾脏细胞悬液所需材料与试剂(见第三章)。
(6) 磁珠法制备 $CD4^+$ T 细胞所需材料与试剂(见本章第一节)。
(7) 荧光抗体(IFN - γ、IL - 4、IL - 17)。
(8) 96 孔(“U”形底)细胞培养板流式细胞分析仪。

【实验步骤】

1. 细胞制备

(1) 无菌制备小鼠脾脏细胞悬液。
(2) 并采用磁珠分选法获得 $CD4^+$ T 细胞。
(3) 分离所得的 T 淋巴细胞用培养基(RPMI 1640＋10%FBS)重悬至 2×10^6 个/ml。

2. 诱导分化

(1) 将 $CD4^+$ T 淋巴细胞按每孔 1×10^5 个/200 μl 的浓度加至 96 孔细胞培养板内。
(2) 加入可溶性抗体 anti - CD3 和 anti - CD28 活化细胞,终浓度 1 μg/ml。
(3) 加入 IL - 2 促进细胞增殖,终浓度 5～10 ng/ml。
(4) 按所需诱导的 Th 亚群加入下列组合的抗体和细胞因子(表 4 - 4)。

表 4 - 4　诱导不同 Th 亚群细胞所需的细胞因子

细胞因子	Th1 细胞	Th2 细胞	Th17 细胞
IL - 12	10 μg/L		
IL - 4		10 μg/L	
IL - 6			20 μg/L
TGF - β1			1 μg/L
anti - IL - 4	10 mg/L		10 mg/L
anti - IFN - γ		10 mg/L	10 mg/L

(5) 细胞置于 37 ℃、5% CO_2 培养箱诱导培养 4 d。

3. 细胞鉴定

(1) 在诱导分化后的细胞中加入非特异性刺激剂 PMA/Ionomycin(50 μg/L, 1 mg/L)及蛋白转运抑制剂 Brefeldin A(10 mg/L),继续置于 37 ℃、5%CO_2 培养箱孵育培养 4～6 h。
(2) 采用荧光标记的抗 IFN - γ、IL - 4 和 IL - 17 抗体进行胞内染色。
(3) 流式上样与分析。

【注意事项】

一些刺激 Th17 细胞分化的诱导条件会使用 IL - 23、IL - 1β 取代 TGF - β1。研究表明该条件下分化所得 Th17 细胞可能具有更强的促炎性。

三、体外 CTL 的诱导及检测

抗 CD3 和抗 CD28 抗体可非特异性地激活 CTL;抗原特异性 CTL 的诱导则需要分离

特殊转基因小鼠(OT－1)小鼠的 $CD8^+$ T 细胞并在体外使用特定抗原(如 OVA 抗原肽)刺激,抗原特异性的 T 细胞克隆经过选择性激活和增殖形成抗原特异性 CTL,而没有被激活的其他 T 细胞相继死亡。CTL 的活化和细胞功能可通过 CFSE 分裂试验,流式检测细胞因子分泌 IFN－γ 和颗粒酶,穿孔素表达等方法检测。

【材料与试剂】

(1) OT－1(C57BL/6J)小鼠,C57BL/6J 小鼠。

(2) OVA 257－264 抗原肽。

(3) 培养基 RPMI 1640＋10％ FBS。

(4) 96 孔("U"形底)培养板。

(5) 制备脾脏细胞悬液所需材料与试剂。

(6) 磁珠法制备 $CD8^+$ T 细胞所需材料试剂。

(7) 磁珠法制备 $CD3^+$ T 细胞所需材料试剂。

(8) 荧光抗体(CD8、GranzymeB、Perforin)。

(9) 流式细胞分析仪。

【实验步骤】

1. 细胞制备

(1) 反应细胞:无菌制备 OT－1 小鼠脾脏细胞悬液;并采用磁珠分选法获得 $CD8^+$ T 细胞;用培养基(RPMI 1640＋10％ FBS)获得的 OT－1 $CD8^+$ T 细胞重悬至终浓度 2×10^6 个/ml。

(2) 抗原呈递细胞:无菌制备 C57BL/6J 小鼠脾脏细胞悬液;并采用磁珠分选法去除 T 细胞;用培养基(RPMI 1640＋10％ FBS)获得的脾脏细胞重悬至终浓度 2×10^6 个/ml。

2. 体外诱导

(1) 用丝裂霉素 C 处理用作抗原呈递细胞的 C57BL/6J 小鼠脾脏细胞:在细胞悬液中加入丝裂霉素 C 至终浓度 25 mg/L,在 37 ℃、5％ CO_2 培养箱孵育 20 min,用培养基洗涤细胞并重悬至 1×10^6 个/ml。

(2) 按抗原呈递细胞:OT－1 $CD8^+$ T 细胞为 1∶1 的比例把 2 种细胞混合加入 96 孔板;在各孔内加入 OVA 257－264 抗原肽,终浓度为 2 mg/L,混匀,96 孔板每孔终体积 200 μl。

(3) 将细胞放置 37 ℃、5％ CO_2 培养箱孵育培养 3 d。

3. 细胞检测

(1) 采用荧光标记抗 CD8、抗 GranzymeB 以及抗 Perforin 抗体进行胞内染色。

(2) 流式上样与分析。

【注意事项】

(1) $CD8^+$ T 细胞和抗原呈递细胞的最适比例会因实验有所差异,可调整细胞浓度作不同比例的测试,如 2∶1、1∶1、1∶2 的抗原呈递细胞∶反应细胞来确定。

(2) $CD8^+$ T 细胞增殖较快,须注意 3 d 培养过程中避免过度增殖而营养不足导致细胞死亡。

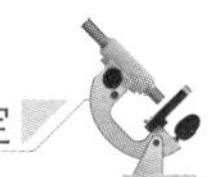

四、$CD4^+CD25^+$ Treg 细胞活化和抑制功能检测

当 Treg 细胞和 $CD4^+$ T 细胞或 $CD8^+$ T 细胞共培养时，Treg 细胞具有抑制这 2 个亚群 T 细胞克隆增殖的能力，这种体外抑制测试现在广泛用于检测 Treg 细胞的抑制功能。该实验中采用抗 CD3 和抗 CD28 抗体非特异性地激活 T 细胞，并使用 CFSC 标记抑制目标 T 细胞，通过检测增殖分裂数确定 Treg 细胞的抑制活性。

【材料与试剂】

(1) 培养基：RPMI 1640＋10% FBS。

(2) 抗体(anti－CD3、anti－CD28)。

(3) CFSE。

(4) 96 孔("U"形底)细胞培养板。

(5) 制备脾脏细胞悬液所需材料与试剂。

(6) 磁珠法制备 $CD4^+CD25^+$ Treg 细胞所需材料与试剂。

【实验步骤】

1. 细胞制备

(1) 无菌制备 C57BL/6J 小鼠脾脏细胞悬液。

(2) 采用磁珠分选法获得 $CD4^+CD25^+$ Treg 细胞和 $CD4^+CD25^-$ T 细胞。

(3) 用培养基(RPMI 1640＋10%FBS)重悬所得 $CD4^+CD25^+$ Treg 细胞和 $CD4^+CD25^-$ T 细胞。

2. 体外抑制

(1) 用 CFSE 标记 $CD4^+CD25^-$ T 细胞；用培养基将标记好的 $CD4^+CD25^-$ T 细胞重悬至终浓度 5×10^5 个/ml。

(2) 在 96 孔板中加入按 $CD4^+CD25^+$ Treg 细胞与 $CD4^+CD25^-$ T 细胞比例为 1∶1、1∶2、1∶4、1∶8 加入 $CD4^+CD25^+$ Treg 细胞(总体积 50 μl)，并设置一孔不加 Treg 细胞以测定 $CD4^+CD25^-$ T 细胞最大活化增殖能力。

(3) 在上述各孔中加入 50 μl $CD4^+CD25^-$ T 细胞。

(4) 加入可溶性抗体 anti－CD3 和 anti－CD28 活化细胞，终浓度 1 mg/L。

(5) 将培养板放置 37 ℃、5% CO_2 培养箱孵育培养 3 d。

3. 细胞检测

(1) 收集培养的细胞用荧光抗体标记目的细胞表面标记(如 CD4、CD25)，然后进行流式细胞仪上样与分析。

(2) 数据经流式软件分析后，计算与不同数量 Treg 细胞共培养时 $CD4^+$ T 细胞 CFSE 各个分裂代数的细胞比例。

【注意事项】

Treg 细胞没有使用 CFSE 标记，因此很容易和标记的 $CD4^+CD25^-$ T 细胞区分。如果细胞来源不同也可加入其他品系相关的标记分子抗体用来区分两群细胞。

主要参考文献

1. 曹雪涛. 免疫学技术及其应用[M]. 北京：科学出版社，2010.

2. Quah BJ, Parish CR. The use of carboxyfluorescein diacetate succinimidyl ester (CFSE) to monitor lymphocyte proliferation [J]. J Vis Exp, 2010,44(pii): 2259.

3. Sekiya T, Yoshimura A. In vitro Th differentiation protocol [J], Methods Mol Biol, 2016,1344: 183 - 191.

4. Wonderlich J, Shearer G, Livingstone A, et al. Induction and measurement of cytotoxic T lymphocyte activity [J]. Curr Protoc Immunol, 2018,120(3): 1 - 29.

（徐　薇）

第五章

抗体制备

应用于免疫分析技术的人工制备抗体，其来源主要有以下 3 个方面：①通过免疫动物血清制备的抗体，是识别抗原上不同抗原决定簇的异质混合抗体，即多克隆抗体(polyclonal antibody, pAb)；②通过 B 细胞杂交瘤技术制备的抗体，是识别特定抗原决定簇的相同均一抗体，即单克隆抗体(monoclonal antibody, mAb)；③利用重组 DNA 及蛋白质工程技术制备的基因工程抗体(genetic engineering antibody)。本章介绍多克隆抗体和单克隆抗体的制备。

第一节　多克隆抗体制备

多克隆抗体能够从多种动物免疫血清直接获得。人工制备多克隆抗体，在酶联免疫吸附试验(ELISA)、蛋白免疫印迹法(immunoblotting)和免疫沉淀(IP)中有较高的应用价值。

一、动物

选择小鼠、豚鼠、大鼠、兔、山羊或马制备多克隆抗体，主要根据所需抗血清的量和用途，以及与免疫原的亲缘关系来决定。如大量商业用二抗，多选择大型动物如山羊和马作为免疫动物。一般而言，选用纯种新西兰兔制备多克隆抗体较为多见。一方面兔遗传上与主要研究对象人和鼠源蛋白的同源程度都不高；另一方面一次可以采血 30～50 ml，且不伴发严重的不良反应。在免疫应答良好的情况下，能够得到 1～2 g/L 含特异性抗体的抗血清。兔的寿命有 5～6 年，通过追加免疫可较为持久地提供高效价特异性抗体。免疫小鼠所需抗原用量少，而且 1 只小鼠虽然最多只能获得数百微升免疫血清，但血清常需稀释 100～10 000 倍后使用，基本上能够满足如抗体特异性分析等小规模实验需求。选用豚鼠和大鼠，多出于所需抗血清量较多或与抗原的亲缘关系较远的原因。一般从豚鼠和大鼠可获得约 5 ml 血清。需注意的是即使同一抗原，不同种和品系动物对之应答强度不同，主要是受免疫动物主要组织相容性复合体(MHC)单元型影响。为减少免疫应答性的个体差异，应选用纯系兔或小鼠进行免疫。免疫动物应购自可靠来源、无病原体，并在无病原体动物设施中饲养。

二、抗原

制备好的免疫血清很大程度上取决于选择合适的抗原作为免疫原。

（一）免疫原性

免疫原性(immunogenicity)是指物质刺激免疫系统产生免疫应答的能力。并非所有的抗原能够刺激免疫应答产生抗体和(或)效应性T细胞。具备免疫原性的抗原(antigen)可称为免疫原(immunogen)。好的免疫原具备异物性、大分子量和化学结构复杂的特点。蛋白质、脂类、核酸和糖类这4种生物大分子中,蛋白质因结构复杂、分子量大,是强免疫原。

（二）抗原剂量

抗原剂量在一定范围内与抗体效价呈正相关,剂量过低或过高,分别会导致低带或高带耐受。佐剂可增强抗原的免疫原性,减少抗原的免疫剂量。可溶性蛋白质抗原在使用佐剂情况下,首次免疫剂量,小鼠为10～200 μg,大鼠为50～500 μg,兔为0.1～1 mg。颗粒性抗原免疫原性强,如细胞用生理盐水洗净后制备成细胞悬液,哺乳类动物细胞数$(1\sim2)\times10^7$个,细菌数$10^8\sim10^9$个直接免疫。

（三）抗原纯化

抗原纯度是影响免疫血清特异性的最重要因素。分离纯化目标蛋白抗原的方法有多种,如十二烷基硫酸钠-聚丙烯酰胺凝胶电泳(SDS-PAGE)(见第十一章)分离纯化细胞裂解产物蛋白、凝胶过滤层析法、免疫亲和层析法、免疫沉淀方法(见第十二章),以及人工合成方法。

（四）其他

根据抗原产生方式的不同,可将抗原分为天然抗原和人工合成抗原;根据抗原的化学性质有蛋白质、多糖和核酸抗原等;根据维护蛋白质空间结构(构象)的二硫键和次级键是否被破坏,有变性和非变性蛋白质抗原之分。经SDS-PAGE纯化的变性蛋白免疫动物制备的多克隆抗体,用于免疫印迹检测最为有效,但可能无法和具有天然构象蛋白很好结合。因此,如果是准备用于细胞功能实验的抗体,作为受体激动剂或拮抗剂,免疫原应尽可能保持其天然构象;根据抗原物理性状,可以将抗原区分为可溶性和颗粒性抗原,颗粒性抗原如细菌、病毒和哺乳动物细胞等,免疫原性强,往往无需佐剂,制备成悬液可直接免疫。

三、佐剂

佐剂(adjuvant)是非特异性免疫增强剂,和可溶性抗原充分混合后免疫动物,可以显著增强特异性免疫应答。颗粒性抗原如细胞和微生物,免疫原性强,可不使用佐剂直接免疫。佐剂有多种类型,例如生物性佐剂卡介苗、短小棒状杆菌、脂多糖和细胞因子等,有机物佐剂矿物油,无机物铝佐剂(aluminum-containing adjuvants),颗粒型佐剂如免疫刺激复合体(ISCOMs),以及微生物衍生物型佐剂如低甲基化CpG寡脱氧核苷酸(CpG-ODN)、胞苷酸(poly I：C)等。其中,弗氏不完全佐剂(Freund incomplete adjuvant, FIA)含羊毛脂和矿物油,弗氏完全佐剂(Freund complete adjuvant, FCA)在FIA基础上加入灭活的结核分枝杆菌或卡介苗。弗氏完全佐剂、弗氏不完全佐剂因能在大多数情况下,较短时间内刺激产生持久的高效价特异性抗体,在目前动物实验中应用最为广泛。但因其有害的结核分枝杆菌成分、引起注射部位肉芽肿性炎症反应及继发性坏死的原因,仅限用于实验动物的初次免疫,之后的追加免疫应使用弗氏不完全佐剂。同时FCA是强效促炎介质,实验者在操作时需要使用手套和保护眼镜,注意个人安全防护。铝佐剂问世已有80余年,包括氢氧化铝、

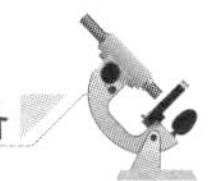

磷酸铝和明矾或硫酸钾铝3种类型。虽然没有弗氏佐剂的免疫刺激性强，但是铝佐剂使用安全方便，是迄今应用最广泛的人体疫苗佐剂。

四、免疫

抗原进入机体的量、途径、次数和频率及免疫佐剂的应用和类型等均可显著影响机体对抗原的免疫应答强度和类型。

（一）免疫途径

1. 可溶性蛋白质抗原　常联合佐剂经皮内和皮下免疫，如小鼠和兔背部皮下多点注射。这是因为抗原在此处易遭遇外周组织抗原呈递细胞如表皮朗格汉斯细胞和皮下树突细胞等，容易诱导免疫应答，产生的抗体以IgG为主。腹腔注射以小鼠多见。口服和鼻饲途径涉及产生以IgA抗体为主的局部黏膜免疫，但易导致全身免疫耐受。

2. 颗粒性抗原　可不添加佐剂，采用肌内注射、腹腔注射或静脉注射免疫途径。如经过多聚甲醛固定、放射性核素照射或丝裂霉素处理的肿瘤细胞，小鼠可通过尾静脉，兔子可利用耳静脉和耳动脉直接入血免疫动物。

（二）免疫间隔

免疫系统对胸腺依赖性抗原（thymus dependent antigen，TD-Ag）的抗体应答有初次和再次应答之分。初次应答一般在10～15 d抗体产量会达到一个峰值，但此时抗体亲和力不高，以IgM为主。再次遭遇抗原产生的抗体应答具有抗体产生快、以IgG抗体为主、亲和力更高、总量更大和更持久的特点，这是因为初次应答产生的记忆细胞参与了对抗原的再次应答。因此，为获得高效价和高亲和力抗体，抗原初次免疫动物后，需要进行多次加强免疫。由于抗原免疫原性和动物品系不同，抗体应答动力学将有较大差异性。

1. 可溶性蛋白质抗原　免疫原性一般弱于颗粒性抗原，通常采用3次免疫法。初次免疫需要使用佐剂增强免疫应答，初次加强免疫一般是在初次免疫后的4～8周（或缩短至2周），在初次抗体应答水平减退之时，抗原混合不完全弗氏佐剂，按照初次免疫相同剂量和免疫途径进行。在初次加强免疫之后，免疫间隔可缩短至2周，直至获得高亲和力和高效价抗血清。注意避免在同一部位的反复注射造成局部溃疡坏死。免疫间隔应适宜，间隔过短，免疫的抗原和初次应答产生的抗体形成免疫复合物而被清除；间隔过长，前一次激发的致敏作用则已消失。动态监测抗体应答水平确认免疫效果。

2. 颗粒性抗原　以绵羊红细胞免疫小鼠制备抗绵羊红细胞抗体为例，初次免疫腹腔注射40%绵羊红细胞0.2 ml，之后，分别于第4、7和10天，用初次免疫相同途径和剂量给予加强免疫。加强免疫后4～5 d采血，试管凝集反应试验（见第十四章）测定抗血清效价>1∶2 000，视为免疫成功。

五、抗体效价检测

免疫血清效价高低和不同抗原免疫原性差异和免疫动物种属有关，而不同实验目的对抗体效价要求也不同。检测血清抗体效价和特异性方法以酶联免疫吸附试验（ELISA）（见第六章）最为多见。一般良好的蛋白质抗原，其血清效价用ELISA检测可以达到1∶（6 400～10 000）。抗体效价达到预期后即可大量采集免疫动物血清。

六、抗体保存和纯化

若免疫血清不需要纯化，直接将其分装后在−20 ℃可长期保存备用。为避免血清反复冻融造成血清效价降低，可分装部分免疫血清，加入终浓度为 0.01% NaN_3 后，放置于 4 ℃，抗体可稳定 1 年。不同的免疫学实验方法对抗体的效价、浓度和纯度有不同的要求，高质量抗体是免疫学实验成功的关键。抗血清为多克隆抗体，不仅含有针对目标抗原的高亲和力特异性抗体，也含有和其他物质发生交叉反应的低反应性和不相关抗体。抗体纯度和所选择的抗体纯化方法有关。

（一）饱和硫酸铵盐析法

影响蛋白质溶解度的主要因素有 pH 值、离子强度、温度、亲水有机溶剂类型等。盐析法，即在蛋白质溶液中加入大量中性盐，如硫酸铵、硫酸钠、氯化钠等。高浓度盐离子与蛋白质竞争水分子，蛋白质亲水基团与水形成的表面水化膜被破坏，蛋白质胶体稳定性降低，从溶液中凝集析出。

各种蛋白质的溶解度不同，因而可利用不同浓度盐溶液来沉淀不同的蛋白质。盐浓度通常用饱和度来表示。若盐析小鼠免疫球蛋白，则饱和硫酸铵（SAS）终浓度以 45%～50%（V/V%）为宜。当饱和度为 33%时，γ 球蛋白析出；而当饱和度＞50%时，白蛋白会析出。

饱和硫酸铵盐析法纯化抗体，其突出特点是不受抗体种属、类别和亚类限制，用于任何种属来源免疫血清、杂交瘤细胞接种小鼠腹水和杂交瘤细胞培养上清液中不同类别 Ig 的初步分离。

【材料与试剂】

（1）免疫血清、杂交瘤细胞接种小鼠腹水或杂交瘤细胞培养上清液。

（2）饱和硫酸铵（SAS）：将 767 g 分析纯硫酸铵[$(NH_4)_2SO_4$]边搅拌边慢慢加到 80～100 ℃ 1 000 ml 纯水中，充分搅拌至全部溶解。冷却后用浓氨水（15 mol/L NH_4OH）调 pH 值至 7.4，室温保存。此即饱和度为 100%的硫酸铵溶液（4.1 mol/L，25 ℃）。

（3）奈氏试剂：将 11.5 g 碘化汞和 8 g 碘化钾溶于 50 ml 纯水中，加入 20% NaOH 50 ml。

（4）其他：PBS、0.45 μm 滤器、透析袋、离心机等。

【实验步骤】

（1）以 20 ml 的免疫血清为例，加入等体积生理盐水稀释混匀后，置于磁力搅拌器上边搅拌边逐滴加入饱和硫酸铵溶液 40 ml（终浓度 50%，V/V%）。轻轻搅拌混匀后 4 ℃静置过夜。

（2）4 ℃，12 000 g 离心 30 min，保留上清液检测抗体活性。沉淀物用 12 ml PBS 溶解后，逐滴加入饱和硫酸铵溶液 8 ml（终浓度 40%，V/V%），4 ℃静置 1 h。

（3）同上离心。沉淀物用 13.4 ml PBS 溶解，逐滴加入预冷的饱和硫酸铵溶液 6.6 ml（终浓度 33%，V/V%），4 ℃静置 1 h。

（4）同上离心。将沉淀物用最小可能体积 PBS 溶解，装入预处理的透析袋中（透析袋用去离子水煮沸 10 min，换液后重复 1 次），放入 4 ℃、50～100 倍体积 PBS 中透析 48～72 h。期间至少更换透析液 4～6 次，直到透析液中没有硫酸铵，可以用奈氏试剂（NH_4^+ 显

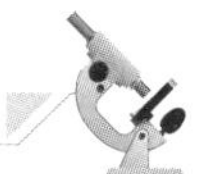

色剂)确认;也可以经脱盐层析柱快速去除硫酸铵。

(5) 取少许透析后样品溶液,一定程度稀释后,紫外分光光度法测定蛋白质浓度,可通过如下公式进行计算:蛋白质含量(g/L)=(1.55×$OD_{280\ nm}$−0.77×$OD_{260\ nm}$)×样品稀释度。分装后保存于−80 ℃。SDS-PAGE鉴定纯度。

【注意事项】

(1) 腹水、上清液和抗血清需先经4 ℃、10 000 g离心20 min,去除细胞和碎片沉淀。小心吸出漂浮的脂质和液体石蜡,腹水上清液用0.45 μm滤器过滤。

(2) 样品稀释后再加入SAS,加入SAS时最好逐滴加入,有助于避免杂质蛋白和抗体共沉淀。

(3) 奈氏试剂中的汞有毒,使用时要小心,触及皮肤时要及时清洗。

(4) 如果需要得到更高纯度的抗体,可进一步采用亲和层析方法纯化。

(二) 蛋白A和(或)蛋白G交联琼脂糖凝胶亲和层析

蛋白A(protein A)或蛋白G(protein G)交联琼脂糖凝胶亲和层析,能够用于单克隆抗体小鼠腹水和培养上清液,以及多克隆免疫血清中IgG及其亚类的纯化。其原理是基于在生理pH值和离子浓度条件下,葡萄球菌蛋白A或链球菌蛋白G能够和绝大多数种属IgG及其亚类IgG的Fc段结合,通过改变pH值和离子浓度可以使两者解离,从而纯化抗体。

此外,蛋白A和蛋白G与不同种属IgG和IgG亚类的结合力有所不同,因此,不能和蛋白A-琼脂糖凝胶有效结合的免疫球蛋白,可以尝试换用蛋白G-琼脂糖凝胶,或者是蛋白A/蛋白G组合,纯化方法基本相同。

【材料与试剂】

(1) 经预处理的单克隆抗体小鼠腹水、杂交瘤细胞培养上清液或抗血清,最好是饱和硫酸铵粗提和透析后的抗体溶液。

(2) 蛋白A交联琼脂糖凝胶4FF(protein A sepharose 4 fast flow, GE),可以直接装柱,无需用PBS作溶胀预处理。

(3) 结合缓冲液(binding buffer):20 mmol/L磷酸盐,pH值7.0。

(4) 洗脱缓冲液(elution buffer):0.1 mol/L柠檬酸-HCl, pH值3.0;或者0.1 mol/L甘氨酸-HCl, pH值3.0。

(5) 中和缓冲液(neutralization buffer):1 mol/L Tris-HCl, pH值9.0。

(6) 层析柱。

【实验步骤】

(1) 凝胶装柱:吸取蛋白A交联琼脂糖凝胶4FF装入层析柱中。用5倍于柱体积的结合缓冲液冲洗平衡亲和层析柱。也可以使用预装柱(有1 ml和5 ml的规格)。

(2) 上样:将饱和硫酸铵粗提和透析后的抗体溶液、小鼠腹水、细胞培养上清液或抗血清以一定流速通过层析柱,收集流出液。

(3) 洗柱:用5~10倍柱体积结合缓冲液洗柱,直到流出液$A_{280\ nm}$回到基线水平,去除未结合杂质蛋白。

(4) 洗脱:用5倍柱体积的洗脱缓冲液洗脱抗体,收集洗脱峰,测定$A_{280\ nm}$值。在接收管中预先添加60~200 μl的1 mol/L Tris-HCl, pH值9.0缓冲液以中和酸,保护抗体活性。

(5) 透析：合并含目标蛋白组分流出液于透析袋中，用 0.01 mol/L PBS，pH 值 7.3 透析后，计算抗体浓度[IgG(g/L) = $A_{280\ nm}$/1.44]，并分装冻存于 −80 ℃。必要时 SDS - PAGE 鉴定纯度。

(6) 柱再生：层析柱可以先用 1 倍柱体积 3 mol/L 硫氰酸钾清洗，然后再用数个柱体积的 PBS，pH 值 7.3 洗柱，最后保存于 4 ℃。

【注意事项】

(1) 样品若是单克隆抗体腹水、细胞培养上清液或抗血清，首先需经 4 ℃ 10 000 g 离心 20 min，0.45 μm 滤器过滤处理。

(2) 市售的蛋白 A 交联琼脂糖凝胶 4FF，每毫升凝胶对人 IgG 的吸附率＞35 mg，对小鼠 IgG 的吸附率为 3～10 mg。

(3) 当蛋白 A 和抗体结合力不强时，避免过度洗柱将抗体洗脱。

(4) 加样后，使样品在亲和柱内滞留一定时间可提高亲和柱的纯化率。

(5) 不同抗体亚类洗脱 pH 值不同(pH 值 3～7)，但在没有样品 IgG 亚类相关信息情况下，一般可使用 0.1 mol/L 柠檬酸- HCl，pH 值 3 缓冲液洗脱抗体。

(三) 免疫亲和层析

用蛋白 A/G 交联琼脂糖凝胶亲和层析纯化的抗体，仍有可能混杂有宿主自身 IgG 和一些蛋白。相对于其他抗体纯化方法，抗原偶联溴化氰活化琼脂糖凝胶(CNBr activated sepharose)免疫亲和层析法纯化得到的抗体特异性最高。大分子蛋白和核酸可以直接和溴化氰活化琼脂糖凝胶偶联，小分子抗原通过中间臂或蛋白载体偶联到溴化氰活化的琼脂糖凝胶 4B(CNBr activated sepharose 4B)或溴化氰活化的琼脂糖凝胶 4FF(CNBr activated sepharose 4 fast flow)上。

【材料与试剂】

(1) 小鼠 IgG 用 50 倍体剂的配基偶联缓冲液透析 24 h，更换透析液 2～3 次，抗体浓度 0.5～10 g/L。

(2) 样品：羊抗鼠 IgG 抗血清 50 ml，0.45 μm 过滤。

(3) 溴化氰活化琼脂糖凝胶 4B 或溴化氰活化的琼脂糖凝胶 4FF 冻干粉，4 ℃保存。

(4) 抗体(配基)偶联缓冲液(binding buffer)：0.2 mol/L $NaHCO_3$＋0.5 mol/L NaCl，pH 值 8.5～9。

(5) 封闭缓冲液(blocking buffer)：0.2 mol/L 甘氨酸，pH 值 8.0 或 1 mol/L 乙醇胺。

(6) 洗涤缓冲液：0.1 mol/L 醋酸＋0.5 mol/L NaCl，pH 值 4.0。

(7) 样品(配体)结合缓冲液：75 mmol/L Tris - HCl，pH 值 8.0。

(8) 洗脱缓冲液：0.1 mol/L 甘氨酸- HCl＋0.5 mol/L NaCl，pH 值 2.7。

(9) 层析柱。

【实验步骤】

(1) 凝胶预处理：将所需量溴化氰活化琼脂糖凝胶 4B 冻干粉重悬于冰冷 1 mmol/L HCl。用玻璃砂芯滤器，按照 1 g 冻干粉用 1 mmol/L HCl 200 ml 的比例，15 min 内分数次清洗和溶胀填料。一般 1 g 冻干粉溶胀后湿胶体积为 4～4.5 ml。

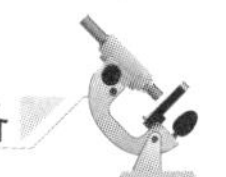

(2) 抗体(配基)偶联溴化氰活化琼脂糖凝胶：按照每毫升溴化氰活化琼脂糖凝胶偶联5～10 mg抗体量估算，将溶胀好的溴化氰活化琼脂糖凝胶1 ml和小鼠IgG(10 mg)3.3 ml旋转混合，4 ℃反应过夜。

(3) 封闭：用0.2 mol/L甘氨酸，pH值8.0封闭剩余功能活性基团，室温反应2 h。

(4) 洗涤：离心沉淀凝胶，用结合缓冲液和洗涤缓冲液洗去未结合抗体和封闭液，重复4～5次。

(5) 填充层析柱：将1 ml的抗体偶联溴化氰活化琼脂糖凝胶装入层析柱。先后用结合缓冲液和洗涤液清洗凝胶，重复4～5次，直至流出液$A_{280\,nm}$吸光值回到基线水平。最后用样品结合缓冲液平衡亲和层析柱。如果不立即使用，可以将抗体亲和层析柱，4 ℃保存于0.05% NaN_3/PBS，pH值7.2缓冲液中。

(6) 上样：将50 ml羊抗小鼠IgG抗血清，以1 ml/min流速通过小鼠IgG亲和层析柱，收集流出液。

(7) 洗脱抗原：用5倍柱体积的洗脱缓冲液洗脱抗原，以1 ml/min流速，收集洗脱峰流出液，$A_{280\,nm}$检测。

(8) 透析：合并含目标蛋白(羊抗小鼠IgG)组分流出液于透析袋中，用0.01 mol/L PBS，pH值7.3透析后，计算抗抗体浓度[IgG(g/L)＝$A_{280\,nm}$/1.44]，并分装冻存于－80 ℃。必要时用SDS-PAGE鉴定纯度。

【注意事项】

(1) 样品首先需要澄清化预处理，如10 000 g离心和过滤(血清和腹水可以使用玻璃棉、少量样品可以使用针头滤器)，以除去脂肪、细胞和小颗粒物质，防止堵塞层析柱。

(2) 凝胶处理过程不能使用磁力搅拌器剧烈搅拌，以免颗粒破裂，破坏琼脂糖结构，影响层析效果。

(3) 溴化氢活化琼脂糖凝胶偶联抗体(配基)时，缓冲液避免使用含氨基基团的Tris-HCl等，以免和抗体竞争结合琼脂糖凝胶上的功能活性基团。

第二节　单克隆抗体制备

单克隆抗体是由一种杂交瘤细胞株分泌、识别特定抗原决定簇的高度均一抗体。该技术由英国剑桥大学的Georges J. F. Köhler和César Milstein首创于1975年。因单克隆抗体技术对生命科学领域的巨大贡献，2位学者荣获1984年诺贝尔医学或生理学奖。

一、HAT选择培养液筛选杂交瘤细胞机制

骨髓瘤细胞因缺乏次黄嘌呤鸟嘌呤磷酸核糖转移酶(HGPRT)，在含次黄嘌呤(H)、甲氨蝶呤(A)和胸腺嘧啶核苷(T)的HAT培养液中，因旁路和主要合成DNA的2条途径都受阻不能生长。免疫小鼠脾细胞虽然具有HGPRT酶，可以在HAT中存活，但原代细胞不能传代生长。唯有两者融合形成的杂交瘤细胞，能够在HAT培养液中生存，既具备了原代B淋巴细胞产生特异性抗体的能力，同时又具有骨髓瘤细胞可体外无限扩增的特点。融合

成功的杂交瘤细胞经克隆化过程，逐步筛选出合成和分泌所需目标抗体（针对单个抗原表位）的杂交瘤细胞株。由此，大量制备结构与特性相同均一的单克隆抗体成为可能。

二、技术流程

（一）动物免疫（细胞融合前2个月）

1. 免疫动物　制备单克隆抗体的动物有小鼠、大鼠、豚鼠、仓鼠（hamster）和兔子。免疫动物，一般应和骨髓瘤细胞株来源动物是相同品系，或者是进化关系接近，这样形成的杂交瘤细胞染色体不易丢失。BALB/c小鼠来源的Sp2/0－Ag14骨髓瘤细胞是理想的首选融合用骨髓瘤细胞株，能够和小鼠、大鼠和豚鼠来源的抗原致敏B细胞融合形成稳定的B细胞杂交瘤。而且Sp2/0－Ag14本身不分泌免疫球蛋白，形成的杂交瘤不产生嵌合抗体。因此，制备单克隆抗体的动物多采用纯系BALB/c小鼠。小鼠可用于制备人抗原单克隆抗体。但对于在鼠和人之间保守性很高的抗原以及小鼠自身抗原，可尝试选用Lewis大鼠、豚鼠和仓鼠，或者制备兔单克隆抗体。

2. 抗原　良好的免疫原具备免疫原性和抗原反应性（见本章第一节）。需要考虑的因素有：抗原制备难易度、单克隆抗体制备过程中鉴定和筛选阳性杂交瘤细胞方法，以及制备的单克隆抗体用途等。

3. 免疫方案　免疫方法与制备多克隆抗血清基本相同，因抗原性质、免疫途径不同而异，以获得高效价和高亲和力抗体为最终目的（见本章第一节）。

（1）可溶性蛋白抗原：初次免疫以10～100 μg抗原溶液和FCA等量混合乳化，200 μl腹腔注射。第1次加强免疫在初次免疫2～4周后，改为FIA和抗原等量混合乳化，200 μl腹腔注射。第1次加强免疫后7 d尾静脉采血100～200 μl，分离血清，ELISA检测抗体效价。必要时做蛋白印迹进一步鉴定抗体特异性。第2次加强免疫在第1次加强免疫2周后，FIA和抗原等量混合乳化，腹腔注射。免疫7 d后尾静脉采血100～200 μl，分离血清，ELISA检测抗体效价。如抗体效价低，小鼠可以间隔2周重复免疫，直至产生高效价抗血清。选择血清抗体效价最高的小鼠，距离前次免疫2周后，融合前3 d腹腔或尾静脉注射不含佐剂的抗原10～50 μg。

（2）完整细胞：按每只小鼠$(1\sim2)\times10^7$个细胞数重悬于0.5 ml PBS中腹腔注射，分别在初次免疫后的4周和7周（融合前3 d）加强免疫各1次。

（3）自身免疫性疾病模型鼠脾细胞可直接用于与骨髓瘤细胞融合。

（二）免疫脾细胞和骨髓瘤细胞融合

促进抗体分泌B细胞和骨髓瘤细胞融合形成杂交瘤有多种方法。如1958年日本冈田善雄首创的仙台病毒诱导细胞融合法、电融合和激光融合物理法，其中以聚乙二醇（polyethylene glycol，PEG）化学融合法应用最为广泛。

1. 配制细胞培养液和相关试剂

（1）无血清DMEM培养液：DMEM中含2 mmol/L *L*－谷氨酰胺，100 IU/ml青霉素，100 mg/L链霉素，1 mmol/L丙酮酸钠。

（2）DMEM－10或DMEM－20完全培养液：DMEM中含10%或20% FCS（56 ℃、30 min补体去活化），1%非必需氨基酸，2 mmol/L *L*－谷氨酰胺，100 IU/ml青霉素，

100 mg/L 链霉素，10 mmol/L HEPES，1 mmol/L 丙酮酸钠，50 μmol/L 2－ME。

(3) 骨髓瘤细胞用培养液：DMEM－10 中添加 1.3×10^{-4} mol/L 8－氮鸟嘌呤(8－AG)。

(4) HT 培养液：DMEM－10 中添加 1×10^{-4} mol/L 次黄嘌呤和 1.6×10^{-5} mol/L 胸腺嘧啶。

(5) HAT 选择性培养液：HT 培养液中添加 4×10^{-7} mol/L 甲氨蝶呤。

(6) 50%聚乙二醇(PEG)：10 g PEG(分子量 4 000)高压灭菌，融化后冷却至 55 ℃(固化前)添加无血清 DMEM 培养液 10 ml，室温保存，数月有效。配置过久 PEG 溶液会变碱，但不影响融合效果。

2. 骨髓瘤细胞株培养和筛选(融合前 2 周)

(1) 复苏和继代培养 SP2/0－Ag14(ATCC＃CRL1581)骨髓瘤细胞株，使融合当日能够收获处于对数生长期 SP2/0 细胞 10^7 个以上。

(2) 将一部分的 SP2/0 细胞转移至 HAT 培养液培养，确认 SP2/0 细胞株因 HGPRT 酶缺陷在 HAT 培养液中无法生存。

3. PEG 诱导免疫脾细胞和骨髓瘤细胞融合(当日)

(1) 无血清的 SP2/0－Ag14 骨髓瘤细胞(10^7 个)和免疫 BALB/c 小鼠脾细胞(10^8 个)悬液按细胞数 1∶10 比例添加于 15 ml 离心管，离心去上清液。

(2) 手指轻弹试管底部以松散细胞沉淀，沿管壁添加 50% PEG 1 ml，再次指弹试管，1 min 后沿管壁缓慢加入无血清 DMEM 培养液 7 ml 终止融合，无需混合细胞直接离心去上清液(不干扰融合中的细胞)。

(3) 将细胞轻柔重悬于 DMEM－20 完全培养液 5 ml，从离心管移至预先添加 16 ml DMEM－20 完全培养液的 75 cm^2 细胞培养瓶，培养 24 h。

(三) HAT 选择性培养杂交瘤细胞

从细胞培养瓶回收细胞，重悬于 20 ml HAT(SP－2 细胞密度 5×10^5 个/ml)，每孔 200 μl，相当于 5 ml 一次性移液器 3 滴/孔，连续分注 96 孔细胞培养板。

(1) HAT 培养 2～3 d 后，大部分细胞死亡，但显微镜下仔细观察可发现孔边缘会有 2～4 个聚集一起的大而圆且透亮的细胞。

(2) 培养 1 周后，会形成 20～30 个这样的小集落克隆。每 5～6 d 用新鲜 HAT 换去 100 μl 旧上清液。

(3) 融合后第 7～10 天，当杂交瘤细胞生长达孔面积 1/4，即 25%融合度(25% confluent)以上时，吸取上清液 100 μl。可用上清液鉴定抗体。

注意：如果单个杂交瘤细胞难以存活，可以将融合后的细胞重悬于 HAT 培养液中，在铺有饲养细胞的 96 孔板上培养。4～5 d 后半量换液，7 d 后取细胞上清液进行阳性筛选。

(四) 初筛分泌目标抗体的杂交瘤细胞

鉴定方法应该在融合前即已确立。原则是准确和简便，在 1～2 d 得出结果，常规的有 ELISA(见第三章和第六章)、免疫组化技术(IHC，见第九章)、免疫印迹技术(见第十一章)和流式细胞术(FCM，见第十章)等。

筛选抗细胞膜抗原单克隆抗体杂交瘤细胞还可以采用活细胞 ELISA，其敏感性和流式细胞术相同。具体实验步骤如下。

(1) 96 孔圆底培养板用含 3% BSA/PBS，37 ℃封闭 30 min，弃上清液。

(2) 将用于免疫的(1～5)×10^5 个活细胞或 0.5%(V/V)戊二醛固定细胞，分别和 100 μl 倍比稀释待检免疫血清、阳性和阴性对照抗体加入 96 孔细胞培养板孔中，4 ℃孵育 1.5 h。间隔 15 min 轻微振荡微孔板混匀细胞，不要使细胞悬液溅出微孔板。

(3) 洗涤：4 ℃、350 g 离心 1 min，吸弃上清液，用 4 ℃预冷洗涤液(1% BSA＋0.1% NaN_3＋HBSS 缓冲液)重悬细胞，重复离心清洗 3 次。轻微震荡悬浮沉淀物。

(4) 加入用 4 ℃预冷洗涤液适当稀释的碱性磷酸酶(AP)标记二抗 100 μl，重悬细胞，4 ℃孵育 1.5 h。

(5) 重复洗涤步骤(3)。

(6) 加入 AP 化学显色底物 p-NPP 或荧光底物 4-甲基伞形酮磷酸盐(4-MUP)底物，室温孵育 1 h。前者酶标仪测定 405 nm 波长处吸光度(optical density，OD)值；后者通过荧光检测仪测定酶催化底物发出的荧光强度(荧光酶免疫分析技术，FEIA，见第七章)。

(五) 杂交瘤细胞克隆化

当发现有分泌目标抗体阳性孔后，克隆化应尽早进行并反复筛选。因为阳性孔中的不分泌抗体细胞生长速度会快于抗体分泌细胞，导致抗体分泌细胞处于生长劣势后死亡。杂交瘤细胞克隆化过程如下。

(1) 转移 96 孔板 1 个阳性孔中的细胞至 24 孔板 1 个孔中继续扩增培养。

(2) 2～3 d 后，当细胞生长密度达 25%～50%融合，收集细胞。

(3) 有限稀释(limiting dilution)克隆法

1) 用 HAT 选择培养液按照 5 个/ml 和 2.5 个/ml 细胞密度重悬细胞。

2) 为减少污染机会，可用 5 ml 一次性移液管吸取细胞悬液后，3 滴/孔，连续分注 96 孔细胞培养板。理论上，每孔含 1 个，或者 0.5 个细胞。此方法称为有限稀释法。

3) 2～3 周后，当有杂交瘤细胞生长的孔细胞融合达 25%以上时，间接 ELISA 检测上清液特异性抗体。

4) 选择经 ELISA 检测吸光度值高的阳性孔杂交瘤细胞，进行下次亚克隆。

5) 一般经 3 次有限稀释法克隆后，可获得稳定分泌目标单克隆抗体的杂交瘤细胞株。

(六) 单克隆抗体的制备、纯化和抗体鉴定

在稳定建系后，一部分保存于液氮，另一部分经体外培养或体内诱生腹水法制备一定量的单克隆抗体，用于抗体鉴定。鉴定合格，即可大规模制备。

1. 体外培养制备单克隆抗体上清液

(1) 杂交瘤细胞悬浮于 DMEM-10 完全培养液，置于 175 cm^2 培养瓶中培养。

(2) 生长良好的杂交瘤细胞，当密度达(1～2)×10^6 个/ml 时，按 1∶10 继代培养。

(3) 5 d 后(细胞过度生长，培养液变黄)收集培养上清液，每 175 cm^2 培养瓶可收集 100 ml 上清液。4 ℃、10 000 g 离心 30 min，小心去除细胞及其碎片沉淀，－70 ℃冻存。

(4) 此方法可望获得数升单克隆抗体上清液，浓度应在 1～10 mg/L。

2. 体内诱生腹水　应选用和骨髓瘤细胞株组织相容性相同的同系小鼠或裸鼠接种杂交瘤细胞，以免被宿主排异。

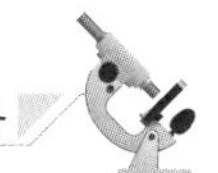

(1) 杂交瘤细胞复苏与扩大培养,使接种时的细胞处于对数增长期。

(2) 小鼠预处理:选用 3 只 6～8 周龄 BALB/c 雌性小鼠,在接种前 1 周腹腔注射 0.5～1 ml 降植烷(pristane)或液状石蜡油进行预处理。

(3) 腹腔接种:收集体外培养的杂交瘤细胞,离心去上清液。细胞用 PBS 充分洗涤去除 FCS,避免小鼠针对 FCS 产生抗体。将杂交瘤细胞悬浮于 PBS,调整细胞浓度为(5～10)×10^5 个/ml,每只鼠腹腔注射 1 ml。

(4) 腹水收集:接种 1～2 周后小鼠腹部明显膨大,用注射器刺入双侧下腹腔抽取腹水 2～3 ml;可间隔 2～3 d,待腹水生成积聚后同法再抽,一般 1 只小鼠可抽 1～3 次。此法可获得高浓度抗体。收集的腹水 4 ℃、10 000 g 离心 30 min,小心吸出漂浮的脂质和液体石蜡,上清液 0.45 μm 滤网过滤,以去除腹水中的脂肪、细胞、碎片和小颗粒状物质沉淀后置−70 ℃冻存。

3. 单克隆抗体纯化　见本章第一节。一般而言,收集的腹水或培养上清液首先经 50%饱和硫酸铵初步沉淀 Ig,然后用蛋白 A 和(或)蛋白 G 交联琼脂糖凝胶亲和层析纯化 IgG。IgM 可以购买商品化 IgM 纯化试剂盒,按照生产商产品说明书使用。10% SDS - PAGE 鉴定其纯度。

4. 单克隆抗体鉴定　包括单克隆抗体效价、类别和型别,以及亲和力检测。

(七) 技术关键

通常单克隆抗体的制备过程涉及很多技术环节,包括抗原制备、免疫、细胞融合、活性杂交瘤细胞筛选以及抗体纯化等。

1. 免疫　包括免疫动物的选择、抗原的免疫原性和免疫反应性、人工合成抗原的制备、抗原免疫剂量和免疫方法等。一般采取间接 ELISA 检测免疫血清抗体效价以确认免疫效果。开始着手制备杂交瘤的免疫动物血清效价最低应达到 1∶1 000。选择抗体效价高的免疫动物脾细胞制备单克隆抗体,有助于提高分泌抗原特异性抗体杂交瘤筛选阳性率。

2. 细胞融合

(1) 骨髓瘤细胞株质量

1) SP2/0 - Ag14 是理想的首选融合用骨髓瘤细胞株,获取来源应可靠,如 ATCC。

2) 融合前的骨髓瘤细胞应经过含 8 -氮鸟嘌呤(8 - AG)培养基的筛选,防止骨髓瘤细胞发生突变恢复 HGPRT 酶活性,失去对 HAT 的敏感性。

3) 融合前应对不同批次的胎牛/小牛血清进行筛选。优质血清支持有限稀释法培养的 SP2/0 - Ag14,在不加饲养细胞情况下能够良好生长。

4) 融合前的骨髓瘤细胞应达到对数生长期,细胞活力 95%以上,骨髓瘤细胞的生长状态是决定细胞融合成败的关键因素之一。

(2) 融合试剂 PEG

1) 分子量 4 000～6 000 的都可使用,以 PEG4000 融合效率最高。

2) PEG 是蛋白沉淀剂,所以 PEG 需溶解于无血清培养液。

3. 分泌目标抗体杂交瘤细胞的筛选　融合杂交瘤细胞的筛选是难度大而且复杂的一个过程。有对整块板的高通量筛选和仅挑选克隆生长阳性孔的筛选方法。

(1) 挑选单克隆而且生长旺盛的孔筛选,有助于减轻后续克隆化工作量。可以根据聚集成团的细胞集落是单个或多个，初步判断单克隆或多克隆生长。

(2) 吸取上清液时注意更换枪头和补充新鲜培养液，按照阳性孔位置(板、行和列)做好记录。

(3) 以间接 ELISA 特异性筛选上清液抗体较为常见。选择 *OD* 值高的阳性孔杂交瘤细胞，进行下一次的亚克隆。在同样 *OD* 值的情况下，选择血清稀释倍数高，即分泌抗体效价高的杂交瘤细胞进行亚克隆化。

4. 细胞克隆化

(1) 克隆化过程中细胞培养液可逐渐由 HAT 经 HT 过渡到 DMEM－20 完全培养液。

(2) 制备单克隆抗体过程较长，易发生病原微生物污染。应注意无菌操作和培养，每次克隆化得到的阳性克隆，应及时液氮冻存，做好标记和备份。

(3) 一旦有限稀释法不能克隆出分泌抗体的细胞系，则需要复苏之前备份的其他阳性杂交瘤细胞，重新培养和有限稀释克隆。

(4) 杂交瘤细胞的建系标准

1) 连续 2 次克隆化抗体阳性率达 100%。

2) 体外连续传代 3 个月以上仍具备稳定分泌抗体能力。

第三节　应用举例：制备抗 NP 抗体

4－羟基－3－硝基苯乙酰基(4-hydroxy-3-nitrophenylacetyl, NP)分子量小(分子量 180.14)，虽含有和抗体结合部位，但不足以交联 BCR，无法激活 B 细胞。鸡 γ 球蛋白(chicken gamma globulin, CGG)是大分子(分子量 150 000)异种蛋白，对于小鼠有较强的免疫原性。NP 和鸡 γ 球蛋白共价偶联物 NP－CGG 为胸腺依赖性抗原(TD－Ag)，其中的 NP 含 B 细胞表位，而 CGG 提供多种 T 细胞和 B 细胞表位。铝佐剂和 NP－CGG 混合后免疫小鼠，进一步增强 NP－CGG 的免疫原性，刺激针对半抗原 NP、载体蛋白 CGG 和 NP－CGG 的多克隆抗体产生。

NP－CGG 免疫 B6 小鼠实验模型，常用于生发中心 B 细胞分化和抗体亲和力成熟机制研究(见第三章)。

【材料与试剂】

(1) 动物：健康 6～10 周龄、近交系 C57BL/6 小鼠 5 只。

(2) 器材：手术器械，96 孔酶标板，分光光度仪。

(3) 试剂

1) 十二水合硫酸铝钾[Alum：$AlK(SO_4)_2$-$12H_2O$](Sigma-Aldrich 公司，货号 A－7210)。

2) NP－CGG(Biosearch Technologies 公司，货号 N－5055C－5)，NP 和 CGG 的偶联率为 20～29。

3) NP_2－BSA(Biosearch Technologies 公司，货号 N－5050L)。

4) NP_{25}－BSA(Biosearch Technologies 公司，货号 N－5050H)。

【免疫方案】

1. 第 0 天

(1) 免疫前采集小鼠血清作为阴性对照。

(2) 免疫原制备

1) 根据实际用量称量十二水合硫酸铝钾，加水加热至 65 ℃溶解，制备 9%硫酸铝钾溶液。

2) 称量 NP - CGG，加水溶解，制成 5 g/L NP - CGG 溶液。

3) 5 g/L NP - CGG 溶液 1 ml 加入 9%硫酸铝钾溶液 2.25 ml，上下颠倒混匀后用 NaOH 调整 pH 值到 6.5，4 ℃，3 h 静置，吸附抗原。

4) 3 000 g 离心 10 min 后去掉上清液，将明矾吸附 NP - CGG 沉淀物(Alum - NP - CGG)溶于 5 ml PBS(NP - CGG 终浓度为 1 g/L)。

(3) 动物免疫：每只小鼠腹腔注射 200 μl Alum - NP - CGG(每次 10～100 μg)。

2. 第 7，14，28，42，56，70 天

(1) 小鼠眶眦采血。

(2) 检测抗 NP 抗体亲和力和效价：采用 2.5 mg/L NP_2 - BSA 50 μl/孔和 2.5 mg/L NP_{25} - BSA 50 μl/孔分别包被 96 孔酶标板，ELISA 间接法分别检测抗 NP_2 - IgG(高亲和力抗体)和抗 NP_{25} - IgG(低亲和力抗体)的水平(见第三章第三节)。

3. 第 56 天　第 1 次加强免疫：每只小鼠 10 μg NP - CGG 溶于 PBS(不含 Alum)，200 μl 腹腔注射。

【注意事项】

(1) 对于小分子物质，ELISA 检测抗体效价达到 1∶2 000 以上的免疫血清，可视为合格。

(2) 在制备如半抗原等小分子化合物抗血清时，需要将小分子和蛋白载体如钥孔血蓝蛋白(KLH)、牛血清白蛋白(BSA)和鸡 γ 球蛋白(CGG)等共价结合成复合物以增强免疫原性。选择蛋白载体，重要要素涉及溶解性、分子量、偶联基团(大量的赖氨酸，含游离氨基供偶联)、免疫原性等因素。

(3) 本实验初次免疫后第 56 天追加免疫。此时，初次抗体应答水平已减弱消退，再次给予抗原刺激，记忆性 B 细胞被激活，快速产生抗体，以高亲和力抗体(NP_2 - IgG)为主。

主要参考文献

1. 柳忠辉，吴雄文. 医学免疫学实验技术[M]. 第 2 版. 北京：人民卫生出版社，2014：1—20.

2. 曹雪涛. 精编免疫学实验指南[M]. 北京：科学出版社，2009：1—29.

3. He P，Zou Y，Hu Z. Advances in aluminum hydroxide-based adjuvant research and its mechanism [J]. Hum Vaccin Immunother，2015，11：477 - 488.

4. Li Y，Takahashi Y，Fujii S，et al. EAF2 mediates germinal centre B-cell apoptosis

to suppress excessive immune responses and prevent autoimmunity [J]. Nat Commun, 2016,7: 10836.

(陆　青)

第六章

酶免疫分析技术

免疫标记技术是以示踪物质标记抗原或抗体，利用抗原、抗体特异性结合原理，通过示踪物质显示和放大抗原、抗体反应信号，从而定位和定量检测组织细胞和液相标本中微量抗原或抗体的一种技术。根据示踪物的不同，可分为放射性标记技术和非放射性标记技术。1960 年 Yalow 和 Berson 发表了放射免疫法测定体液中微量胰岛素，开创了免疫标记测定技术先河。放射标记免疫分析法具有灵敏度高、特异性强和使用范围广等突出优点，但存在放射危害、污物难处理和标记物不稳定等方面问题。之后，在 20 世纪 50、70 和 80 年代陆续建立了荧光免疫、酶免疫和化学发光免疫、电化学免疫等一系列非放射性标记技术。酶免疫技术根据实际应用，可分为酶免疫组化技术（enzyme immunohistochemistry technique）和酶免疫分析（enzyme immunoassay，EIA）2 大类。本章介绍酶免疫分析技术，酶免疫组化技术见第九章。

第一节　概　　述

酶免疫分析（enzyme immunoassay，EIA）是利用酶标抗原或抗体，即酶标物，将抗原、抗体反应的特异性和酶催化底物反应的高效专一性相结合，根据底物显色程度定量分析液体样品中微量抗原或抗体的技术。

目前，酶免疫分析根据抗原、抗体反应后，是否需要分离反应体系中结合在免疫复合物中的酶标物，即结合酶标物，以及未结合的游离酶标物，分为均相（homogenous）和异相（heterogenous）2 大类。均相酶免疫分析，由于结合酶标物的酶活性受到抑制，因而无需将结合和游离酶标物分离，通过直接检测酶标物总活性变化，就能够确定待测抗原或抗体含量。均相酶免疫分析主要用于对激素和药物等小分子化合物或半抗原的测定，步骤简单，适合全自动化检测。异相酶免疫分析，根据结合和游离酶标物的分离方法不同，进一步分为使用分离剂分离的液相酶免疫分析和使用固相载体吸附分离的固相酶免疫分析。酶联免疫吸附试验（enzyme-linked immunosorbent assay，ELISA）是异相固相酶免疫分析的典型代表，也是应用最广泛的酶免疫分析技术，发展至今已成为临床和基础实验室一项不可或缺的常规检测方法（见本章第二节）。

酶免疫分析的新方法和新技术不断发展，与其他标记免疫分析相结合进一步提高了检测灵敏度，并促进了自动化分析，形成了荧光酶免疫分析（fluorescence enzyme immunoassay，

FEIA)、酶促放大时间分辨荧光免疫分析(enzyme-amplified time-resolved fluoroimmunoassay, EATRFIA)、化学发光酶免疫分析(chemiluminescent enzyme immunoassay, CLEIA)等技术(见第七章和第八章)。

第二节　酶联免疫吸附试验

ELISA 由瑞典斯德哥尔摩大学的 Engvall 和 Perlmann 与荷兰 Organon Techika 公司的 van Weemen 和 Schuurs 首创于 1971 年,因为在定量检测兔血清 IgG 时,用固相载体吸附方法达到分离结合和游离酶标物目的而被命名。

一、实验原理

ELISA 通过使用酶标抗体或抗原,利用特异性抗原、抗体反应原理,在包被抗原或抗体的固相载体,如 96 孔酶标板表面相继形成一至数层固相化抗原-抗体免疫复合物。最后,以酶催化底物显色反应显示待测样品溶液中微量抗原或抗体含量,借助酶标仪在一定波长处测定溶液吸光度值作为定量检测指标。ELISA 常用酶和底物见表 6-1。ELISA 实验过程中,抗原或抗体包被是 ELISA 第一个实验步骤。蛋白质、多肽、多糖和细菌脂多糖能够直接物理吸附到聚苯乙烯材质的固相载体表面,结合牢固足以耐受后续的洗涤过程而不被洗脱,同时仍然保持其生物学活性,例如吸附于固相载体表面的抗体,其结合抗原活性不受影响。之后,用洗涤的方法,使结合在固相载体上含酶标物的免疫复合物与液相中游离的、过量的、未结合物质分开,确保了在加入酶作用底物后产生的显色反应,其颜色深浅与标本中受检物质量相关,降低非特异性显色,提高检测敏感性。

表 6-1　ELISA 常用酶和底物

酶	可溶性底物	测定波长(nm)
辣根过氧化物酶(HRP)	邻苯二胺(OPD)	492
	四甲基联苯胺(TMB)	450
碱性磷酸酶(AP)	对硝基苯磷酸酯(p-NPP)	402～412

二、实验方法和类型

(一) 间接法

间接法 ELISA(indirect ELISA)是检测抗体最常用的方法,能够检测出患者血清中纳克(ng)数量级抗体,可用于感染性疾病和自身免疫性疾病等的血清学诊断。其原理是将抗原吸附于固相载体,使待测血清中的抗体与抗原结合,再加入酶标抗抗体(抗同种型抗体),在固相表面形成抗原、一抗和酶标二抗复合物,加底物显色,颜色深度与待测血清中的抗体浓度成正比。优点在于使用一种酶标记抗人同种型抗体,如酶标记羊抗人 IgG 抗体,就可用于检测不同抗原特异性的人 IgG 抗体。为了减少非特异性反应需要纯化抗原并一定程度稀释待测血清。

（二）双抗体夹心法

双抗体夹心法 ELISA（sandwich ELISA）是检测可溶性抗原最常用的方法，基本原理是将抗原特异性单克隆抗体（capture antibody，捕获抗体）包被在固相载体表面，与受检标本中的抗原结合，再加酶标特异性单克隆抗体（detection antibody，检测抗体），形成固相捕获抗体-抗原-酶标检测抗体“三明治”复合物，酶催化底物出现有色产物。结合抗原标准品测定可对受检标本中的抗原进行定量分析。双抗体夹心法要求待检测抗原是大分子抗原，有供捕获抗体和检测抗体识别和结合的不同表位。

双抗体夹心法的临床应用有对乙型肝炎表面抗原（HBsAg）和癌胚抗原（CEA）等检测，科研中见于定量测定细胞因子和 Ig 同种型等。

（三）竞争法

竞争法 ELISA（competitive ELISA）能够弥补双抗体夹心法不能检测半抗原的不足，可用于检测小分子半抗原，比如地高辛、茶碱等药物以及 T_3、T_4 及睾酮等激素。基本原理是将识别待测抗原的特异性抗体包被于 ELISA 板上，加入酶标记抗原与待测样本混合液竞争结合包被抗体。样本中待测抗原的含量越高，酶标抗原与包被抗体结合的就越少，颜色深度与待测样本中的抗原浓度成反比。

（四）链霉亲和素-生物素放大技术

生物素（biotin，分子量 244）和亲和素（avidin）分别提取自蛋黄和蛋清。1 个亲和素分子含 4 个相同亚基，能够结合 4 个生物素分子，两者亲和力高于抗原和抗体的结合。生物素分子量小，和抗原特异性结合的生物素化抗体再和亲和素标记酶结合，相对于酶标抗体，待测目标分子上能够标记更多的酶，产生更强的显色反应，从而实现信号扩增，提高了检测灵敏性。因为亲和素是碱性蛋白，在常用的如 PBS 等中性缓冲溶液中带正电荷，比较容易非特异性结合聚苯乙烯材质的酶标板、组织和细胞的阴离子集团。链霉亲和素（streptavidin，SA）是从链霉中提取的蛋白质，等电点接近中性。因此，以链霉亲和素替代亲和素和生物素结合。生物素-链霉亲和素 ELISA 双抗体夹心法检测细胞因子的敏感度可以达到每毫升皮克（pg/ml）水平。

三、实验流程

【材料与试剂】

（1）包被液

1）0.05 mol/L 碳酸盐缓冲液，pH 值 9.5。

2）0.01 mol/L 磷酸盐缓冲液（PBS），pH 值 7.4。

（2）封闭液：1% BSA－PBS，pH 值 7.4。

（3）洗涤液：0.05% Tween20－PBS，pH 值 7.2。

（4）样本稀释液：0.05% Tween20－1% BSA－PBS 溶液，pH 值 7.4。

（5）固相包被的捕获抗体和酶标记检测抗体对。

（6）生物素化抗体和链霉亲和素标记酶。

（7）固相包被的抗原、酶标记抗抗体或生物素化抗抗体。

(8) 待检样本。

(9) HRP 底物溶液

1) OPD 溶液：①磷酸盐-柠檬酸缓冲液，pH 值 5.0；②OPD 底物溶液，10 mg OPD 加入 25 ml 磷酸盐-柠檬酸缓冲液中，完全溶解后，于用前加入 5 μl 30%(V/V) H_2O_2。

注意：OPD 溶液不稳定，应避光保存。OPD 有致癌性报道，操作时须戴手套。

2) TMB 溶液：将 2.5 mg TMB 溶于 250 μl DMSO 后加磷酸盐-柠檬酸缓冲液，pH 值 6.0 至 25 ml，使用前加入 5 μl 30%(V/V) H_2O_2。

3) 终止剂(1 mol/L H_2SO_4)：600 ml 双蒸水中，缓慢滴加浓硫酸 100 ml，并不断搅拌，双蒸水补足至 900 ml。

注意：OPD 和 TMB 都有即用型商品化试剂，使用方便。

(10) AKP 底物 p－NPP 溶液(Sigma 公司，即用型)，2～8 ℃，避光保存。

(11) 微量加样器、酶标板和酶标仪。

【实验步骤】

1. 双抗体夹心法检测抗原

(1) 包被抗体(capture Ab)：用包被液将抗体稀释至 0.2～10 mg/L，每孔 100 μl，4 ℃过夜。

(2) 洗板：弃孔内溶液，用洗涤液洗 3 次，每孔大于 250 μl，每次静置 1 min。

(3) 封闭：每孔加封闭液 250 μl，室温静置 1 h。

(4) 洗板：重复步骤(2)。

(5) 加入待检样品或标准品：用样本稀释液梯度稀释待检样品或标准品，每孔 100 μl，室温静置 1 h。

(6) 洗板：重复步骤(2)。

(7) 加酶标抗体(detection Ab)或生物素化抗体：用样本稀释液稀释酶标抗体或生物素化抗体(使用前)，每孔 100 μl，室温静置 1 h。

(8) 洗板：重复步骤(2)。若是加酶标抗体，可跳过步骤(9)。

(9) 加链霉亲和素标记 HRP：用样本稀释液稀释链霉亲和素标记 HRP，每孔 100 μl，静置 30 min。

(10) 加底物显色：加入 TMB 底物溶液，每孔 100 μl，室温避光，静置 15～30 min。

(11) 终止反应：加入 1 mol/L H_2SO_4，每孔 50 μl，振荡数秒混匀。

(12) 结果判定

1) 定性：直接用肉眼观察结果，TMB 经 HRP 催化后变为蓝色，加酸后转为黄色。反应孔内颜色越深，阳性程度越强，阴性反应为无色或极浅。

2) 定量：用酶标仪双波长测定每孔在最大吸收峰波长 450 nm 和 630 nm 参考波长处的光吸收值($A_{450/630\ nm}$)，以标准品浓度为横坐标，测得的标准品孔 $A_{450/630\ nm}$ 值为纵坐标，绘制标准曲线，从而求出待检样品中抗原浓度。

2. 间接法检测抗体

(1) 抗原包被：用包被液稀释抗原，抗原浓度 0.2～10 mg/L，每孔 100 μl，4 ℃过夜。

(2) 洗板：弃孔内溶液，拍干，加洗涤液，每孔大于 250 μl，每次静置 1 min，弃孔内溶液。

重复3次。

(3) 封闭：每孔加封闭液250 μl，室温静置1～2 h。

(4) 洗板：重复步骤(2)。

(5) 加入待检血清：用样本稀释液稀释样品血清，每孔100 μl，室温静置1～2 h。添加的样品应包括阳性血清、阴性血清、样本稀释液做空白对照。

(6) 洗板：重复步骤(2)。

(7) 加酶标抗抗体或生物素化二抗：用样本稀释液稀释酶标二抗或生物素化二抗(使用前配制)，每孔100 μl，室温静置1～2 h。

(8) 洗板：重复步骤(2)，洗板次数可增加至5次。若是加酶标二抗，可跳过步骤(9)。

(9) 加链霉亲和素标记HRP：用样本稀释液稀释链霉亲和素标记HRP，每孔100 μl，静置30 min。

(10) 加底物显色：每孔加TMB底物溶液100 μl，室温避光静置15～30 min。

(11) 终止反应：每孔加入1 mol/L H_2SO_4 50 μl，振荡数秒混匀。

(12) 结果判定：用酶标仪双波长测定每孔在450 nm和630 nm波长处的光吸收值($A_{450/630\ nm}$)，以正常人血清测得的吸光度均值＋2标准差作为阳性判断值，或阴性血清测定结果均值的2倍作为阳性判断值。

(13) 对照组设定

1) 阳性对照：抗原＋封闭液＋阳性血清＋酶标抗抗体，结果应为阳性。

2) 阴性对照：抗原＋封闭液＋正常血清＋酶标抗抗体，结果应为阴性。

3) 非特异性吸附对照组：包被液＋封闭液＋待检血清＋酶标抗抗体，结果应为阴性。

4) 空白对照组：抗原＋封闭液＋样本稀释液＋酶标抗抗体，结果应为阴性。若空白对照组阳性，而非特异性吸附对照组阴性，则有可能包被的抗原不纯，含有与酶标二抗发生反应的成分如Ig。

【技术关键】

1. 包被抗原或抗体

(1) 酶标板的选择：有商品化不同结合力酶标板。高结合力酶标板，适合包被分子量＞10 000、含有离子基团和疏水区域的生物大分子，具有较高的蛋白结合能力，达400～500 ng IgG/cm^2，如双抗体夹心法检测抗原选择"高结合力"酶标板。包被小分子蛋白时，可以选择表面经化学处理带正电荷氨基基团的酶标板，两者间通过离子键和交联剂共价结合更牢固。

(2) 包被稀释液：以pH值9.6的碳酸盐缓冲液，或pH值7.2的PBS为多见。

(3) 为确保检测特异性，包被抗原或单克隆抗体需要纯化，浓度一般在0.5～10 mg/L，可以通过预实验加以调整：将抗原2×梯度稀释后包被酶标板＋梯度稀释的阳性标本或阴性对照＋酶标抗抗体，以标本稀释倍数作为x轴，相对应A值为y轴作图，决定最佳包被抗原浓度。

2. 封闭　用高浓度的无关蛋白质封闭抗原或抗体未结合的固相载体表面，能够降低后续添加物质(比如血清中的抗体以及酶标抗抗体)因非特异性吸附对检测结果造成的干扰。最常用的封闭剂有1%牛血清白蛋白、1%～5%脱脂乳和5%～10%胎牛血清等。还可延长封闭时间，4 ℃过夜。并非所有的ELISA固相载体均需封闭，但在间接法测定中，封闭一般必不可少。可通过设立包被液＋封闭液＋血清＋酶标抗抗体对照组以判断封闭是否完全。

3. 洗板　洗板的目的是去除反应液中过量未结合的游离物质，降低非特异性吸附以提高检测的特异性和敏感性。例如血清标本抗体吸附固相表面后，会与之后添加的酶标二抗作用而产生非特异信号干扰。因此，在样本稀释液和洗涤液中通常加入非离子去污剂如0.05％ Tween20降低吸附作用。洗板应彻底去除残留液体（有机器和手工洗板法）。在添加底物前的洗涤，可以适当增加洗涤次数以充分去除游离的酶标记物。

4. 加样　加样力求准确；加样时注意不要触碰孔壁和孔底，避免孔间交叉污染和液体挂壁，并注意不出现气泡。

5. 酶催化底物显色反应

（1）使用HRP底物反应检测体系时，使用的试剂应不含有叠氮钠，避免抑制HRP活性。

（2）比色测定：酶和其作用底物应匹配。在作比色测定时应针对不同酶和底物选择合适的波长。选择双波长（最大吸收波长和参考波长）测定，能够消除由ELISA板本身、板孔内标本的非特异吸收、指纹、刮痕、灰尘等非特异性因素对特异性光吸收值的影响。

第三节　酶联免疫斑点试验

固相酶联免疫斑点试验（enzyme-linked immunospot assay，ELISPOT）源自ELISA，在20世纪80年代，由Sedgwick、Holt和Czerkinsky建立，最初用于计数特异性抗体分泌细胞。近10年来ELISPOT技术不断发展，作为单细胞水平功能分析的高敏感技术，可以达到1/30万阳性细胞检出率。而且，ELISPOT技术操作简单经济，结合自动化读板仪，适用于高通量筛选。目前，ELISPOT技术主要应用领域包括移植免疫、感染、肿瘤、自身免疫性疾病等临床疾病诊断、机制研究和治疗监测，以及疫苗研制和疗效评价等。

一、ELISPOT检测抗体分泌细胞

ELISA检测血清抗体滴度是监测感染或疫苗免疫后B细胞应答水平的常规方法之一。而ELISPOT能够在单细胞水平和个体水平提供抗原特异性B细胞功能和组织分布信息。

（一）抗原特异性抗体分泌细胞检测

1. 直接法

（1）常见应用：见于对体内抗体分泌细胞（ASC）的直接检测。例如，近期感染或疫苗免疫后体内活化的抗原特异性B细胞或记忆B细胞、系统性红斑狼疮样疾病模型鼠，其骨髓、脾脏和肾脏分布的分泌自身抗体长寿命浆细胞（long-lived plasma cell）。需要注意的是，感染或注射疫苗后能够在人外周血中直接检测到ASC的时间段很窄，一般在抗原刺激后5～10 d。

（2）检测步骤：首先将抗原包被在PVDF膜板上，将人PBMC或小鼠脾脏、骨髓或组织来源的单个核细胞悬液加到板上孵育4～5 h（无需刺激剂），使分泌的特异性抗体和板上的

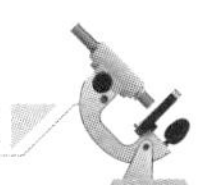

抗原充分结合。洗涤去除细胞和未结合抗体后，通过先后加入生物素化抗抗体、链霉亲和素标记酶和底物，一个抗体分泌细胞原位形成一个膜显色斑点，通过计数斑点，测定分泌抗原特异性抗体ASC数量和比例。

在此基础上，出现了一些方法上的改进，例如将抗人IgG单克隆抗体包被于ELISPOT板上，捕获ASC分泌的IgG抗体。结合的IgG抗体中有一部分是抗原特异性抗体，通过相继加入生物素化抗原、亲和素标记酶和底物进行酶联斑点显色检测。

2. 间接(预培养)法 适用于细胞需要一定时间对抗原刺激产生抗体应答的情况。实验步骤和直接法基本相同，只是细胞在加到抗原包被的ELISPOT板之前，预先在96孔或24孔细胞培养板上用刺激剂活化3～8 d。在充分洗涤去除细胞培养上清液中的抗体和细胞碎片后，将细胞转入ELISPOT板孵育，使ASC分泌的抗体和板上的抗原特异性结合后检测。

(二) 总IgG、IgA、IgM同种型抗体分泌细胞检测

根据实验具体情况，可以采取直接法或间接(预培养)法。根据ELISA双抗体夹心法原理，用抗IgG抗体(捕获抗体)和生物素化抗IgG抗体(检测抗体)对，检测分泌IgG的ASC。同理，也可检测分泌IgA或IgM的ASC。

二、ELISPOT检测细胞因子分泌细胞

T细胞ELISPOT技术，在单细胞水平测定被抗原特异性活化T细胞分泌的细胞因子和效应分子如颗粒酶和穿孔素，比较分析生理和病理状态下体内抗原特异性T细胞功能状态和应答类型，是研究感染、肿瘤、变态反应性疾病和自身免疫性疾病免疫反应发生、发展机制，监控病情和疗效的核心关键技术。细胞因子是免疫细胞经刺激产生的小分子多肽和蛋白质，一般在刺激细胞4～6 h开始分泌，而且较少自主性分泌。因此，即使是预培养的细胞加到ELISPOT板上后，仍需要刺激剂。运用识别特定细胞因子上不同抗原表位的高亲和力单克隆抗体对，是ELISPOT技术成功的关键因素。一些常见细胞分泌蛋白，如细胞因子、趋化因子、颗粒蛋白酶和生长因子都有售配套的捕获、检测抗体对或ELISPOT检测试剂盒，可以购买使用。

三、应用举例：ELISPOT检测抗原特异性记忆B细胞

体内长寿命记忆B细胞处于G_0期，不分泌抗体。因此，ELISPOT检测抗原特异性记忆B细胞时，需要用多克隆非特异性刺激剂体外激活和诱导其分化为ASC，然后将细胞加到包被抗原的ELISPOT板上，检测其分泌的抗原特异性抗体(功能)。根据“一个斑点一个分泌细胞”，计数抗原特异性记忆B细胞数量和比例。

【材料与试剂】

(1) 96孔PVDF板(Millipore公司，货号MAIPS4510)。

(2) 抗原包被缓冲液：pH值9.6的PBS。

(3) 包被抗原：破伤风类毒素(TT)、A型流感病毒核蛋白(nuclear protein, NP)。

(4) 多克隆刺激剂(可选择以下一项)：①人CD40L＋CpG2006＋IL-21；②R848(resiquimod，雷西莫特，TLR7/TLR8激动剂)＋IL-2。

(5) 封闭液：3% BSA+PBS。

(6) 洗涤液：0.05% Tween20+PBS。

(7) 稀释液：1% BSA+PBS。

(8) 酶标抗抗体：AKP 标记羊抗人 IgG 抗体(购自 Mabtech 公司)。

(9) AKP 底物：5-溴-4-氯-3-吲哚磷酸和四唑硝基蓝(BCIP/NBT)，注意有潜在致癌性，戴手套操作。

(10) 细胞培养液：RPMI 完全培养液，即 RPMI 1640，含 10% FCS、青霉素 100 mg/L、链霉素 100 mg/L 和 50 μmol/L 2-ME。

(11) PBS，pH 值 7.4。

(12) 70%乙醇。

(13) 人外周血单个核细胞(PBMC，健康自愿者)、扁桃体单个核细胞(MNC，来自扁桃体手术摘除患者)。

(14) 6 孔细胞培养板、细胞培养箱、ELISPOT 自动读板仪、显微镜。

【实验步骤】

(1) 非特异性刺激剂激活记忆 B 细胞

1) 用 Ficoll-Hypaque 密度梯度离心法，制备人外周血和手术摘除扁桃体单个核细胞悬液，将细胞重悬于 RPMI 1640 完全培养液，(2～3)×10^6 个/ml。

2) 在 6 孔培养板上培养细胞，给予刺激剂 500 μg/L 的 CD40L、6 mg/L 的 CpG2006 和 50 μg/L 的 IL-21，37 ℃、5% CO_2 细胞培养箱共培养 6 d；或者 1 mg/L 的 R848 和 10 μg/L 的 IL-2 刺激 72 h。

3) 收集细胞，400 g 离心 5 min，吸净上清液，RPMI 1640 完全培养液重悬细胞，重复离心 1 次。将细胞重悬于 RPMI 1640 完全培养液，2×10^6 个/ml。

(2) 抗原包被

1) PVDF 膜润湿：每孔加入 70%乙醇 25 μl，室温静置 1 min。倒掉孔中乙醇，无菌吸水纸上拍干。

2) 洗涤：无菌 PBS 溶液清洗 2 次，每次每孔 200 μl，每次 1 min。倒掉孔中液体，无菌吸水纸上拍干。

3) 抗原包被：每孔分别加入 pH 值 9.6 的碳酸盐缓冲液稀释的 TT 抗原(效价 30 LF/ml)和 A 型流感病毒 NP 蛋白(终浓度 4 mg/L)，每孔 50 μl，4 ℃孵育过夜。pH 值 9.6 的碳酸盐缓冲液三复孔作为阴性空白对照。

4) 洗涤：弃包被液，无菌 PBS 洗板 3 次，拍干。

(3) 封闭：每孔 3% BSA+PBS 200 μl，37 ℃孵育 2 h。弃封闭液(不洗)。

(4) 细胞孵育：将预刺激培养的人 PBMC 和扁桃体单个核细胞，(2～5)×10^5 个/孔，分别加入抗原包被的 ELISPOT 板，37 ℃、5% CO_2 细胞培养箱孵育 20 h。此期间勿移动 ELISPOT 培养板。

(5) 去除细胞和未结合抗体：倒空孔中细胞培养上清液，每孔添加洗涤液 200 μl，4 ℃，10 min。

(6) 洗涤：洗涤液洗板 3 次。吸水纸上拍干。

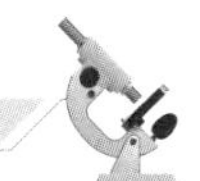

(7) 酶标检测抗体孵育：加入 0.1% BSA+PBS 稀释的 AKP 标记羊抗人 IgG 抗体(1 mg/L)，每孔 100 μl，室温孵育 1~2 h。

(8) 洗涤：倒空孔中液体，洗涤液洗板 4 次。吸水纸上拍干。

(9) 显色：每孔加入 100 μl BCIP/NBT，室温 5~15 min。待蓝色或蓝紫色斑点大小合适后，将底物液倒于相应盘中，用蒸馏水冲洗膜正反两面，终止显色。膜自然凉干，密封于塑料袋中，避光，4 ℃过夜，斑点会更清晰。

(10) 斑点计数：ELISPOT 自动读板仪分析计数斑点数，或显微镜下人工计数。

【注意事项】

(1) PVDF 膜因其疏水性，包被前需要先用乙醇润湿活化。应控制乙醇量，乙醇过量易渗透和残留膜背面，不利于抗体包被和细胞培养。乙醇一旦接触到 PVDF 膜，会在表面张力和毛细作用之下迅速浸润整块膜，润湿之后的 PVDF 膜，颜色由白变暗呈半透明状。之后的洗板应彻底。

(2) 由于 ELISPOT 涉及细胞培养过程，对包被单克隆抗体或抗原要求无毒、无内毒素和无菌，浓度 5~20 mg/L，可以通过预实验加以调整，每孔 50~100 μl，4 ℃过夜。需注意整个包被过程应遵守无菌操作规范。

(3) 细胞采取预培养或直接法，取决于细胞类型、刺激剂和目标蛋白分泌特点。一般而言，每孔 100 μl，细胞数(1~5)×10^5 个，可以作 2×或 4×细胞梯度稀释以确定最佳细胞培养浓度。若阳性率低应增加细胞数。

(4) 在整个培养过程中应勿移动培养板，避免震动和碰撞引起细胞移位，造成斑点模糊、拖尾。

(5) 不同于 ELISA，ELISPOT 的酶底物被相应酶催化后生成不溶有色产物，即斑点(spot)。一个斑点对应一个阳性细胞。其中，3-氨基-9-乙基咔巴唑(3-amino-9-Ethylcarbazole，AEC)是辣根过氧化物酶底物，产生红褐色斑点，但易退色；BCIP/NBT 是碱性磷酸酶底物，产生蓝色或蓝紫色斑点，着色牢固。斑点深浅和大小取决于细胞因子分泌的多少。ELISPOT 自动读板仪，通过测定每孔斑点数、该孔斑点平均光密度值(即平均颜色深浅度)、该孔斑点总面积，可以得出该孔的光密度总值，即该孔细胞分泌的抗体总量。

(6) 洗涤应充分，否则会有很深的背景，对斑点计数造成一定干扰。从孔中移出液体的步骤均需要倾倒，吸水纸上倒扣，拍干时应动作轻柔，减少液体残留。避免枪头碰刮、损伤 PVDF 膜。吸水纸最好采用进口棉纸，在细胞培养之前的洗涤步骤需注意无菌操作，吸水纸使用前需要高压灭菌，不能使用洗板机。洗涤液应包含 Tween-20，有助洗去孵育过夜后黏附在 PVDF 膜上的细胞。

主要参考文献

1. Engvall E, Perlmann P. Enzyme-linked immunosorbent assay (ELISA). Quantitative assay of immunoglobulin G [J]. Immunochemistry, 1971,8(9): 871-874.

2. Sedgwick JD, Holt PG. A solid-phase immune enzymatic technique for the enumeration of specific antibody-secreting cells [J]. J Immunol Methods, 1983,57(1-3):

301-309.

3. Czerkinsky CC, Nilsson LA, Nygren H, et al. A solid-phase enzyme-linked immunospot (ELISPOT) assay for enumeration of specific antibody-secreting cells [J]. J Immunol Methods, 1983,65: 109-121.

4. Cao Y, Gordic M, Kobold S, et al. An optimized assay for the enumeration of antigen-specific memory B cells in different compartments of the human body [J]. J Immunol Methods, 2010,358(1-2): 56-65.

5. Janetzki S, Price L, Schroeder H, et al. Guidelines for the automated evaluation of Elispot assays [J]. Nat Protoc, 2015,10(7): 1098-1115.

6. Möbs C, Schmidt T. Research techniques made simple: monitoring of T-cell subsets using the ELISPOT assay [J]. J Invest Dermatol, 2016,136(6): e55-e59.

（陆　青）

第七章

荧光免疫分析技术

荧光素是最早被用于免疫标记技术中的标记物。经典的荧光免疫测定技术(fluoroimmunoassay)，主要是指用荧光素标记抗体，借助荧光显微镜的荧光成像和放大作用，观察目标抗原在组织或细胞等固定标本中的分布，该技术也用于检测抗体。因此，始创于1941年的经典荧光免疫测定技术又被称为荧光免疫组化技术或荧光免疫细胞化学技术(见第九章第二节)。

20世纪80年代以来，发展出以时间分辨荧光免疫分析(time resolved fluoroimmunoassay, TRFIA)和荧光偏振免疫分析(fluorescence polarization immunoassay, FPIA)为代表的荧光免疫分析技术，可以对液体中的抗原或抗体进行自动化定量检测，在医学、生物学和环境学研究应用领域中得到迅猛发展，如内分泌激素、生长因子、体内药物、蛋白质、核酸、受体、疾病标记、细胞因子等超微含量测定和病原体微生物诊断。

第一节　时间分辨荧光免疫分析

时间分辨荧光免疫分析是以镧系元素螯合物作为荧光示踪物，用时间分辨技术测量荧光，使检测下限达到10^{-18} mol/L，能够和放射性免疫标记技术的检测灵敏度相媲美，主要应用于临床和生物分析领域，如临床体液中蛋白质、激素、药物、肿瘤标记物、病原体抗原和抗体、细胞因子的检测。

一、时间分辨荧光免疫分析法原理

1. *时间分辨技术测量荧光*　由于血液和体液组成复杂，有些成分如白蛋白受光照射后会产生背景荧光(350～600 nm)，会对特异性荧光信号检测造成干扰，但它们的荧光寿命很短(1～10 ns)。采用时间分辨技术，以荧光寿命较长(10～1 000 μs)的镧系元素螯合物作为荧光标记物，延缓时间测量，即在本底荧光完全衰减后开始检测，测得的就是镧系元素螯合物，如铕(Eu^{3+})标记物发射的特异荧光信号，因而能够有效降低生物制品、溶剂及溶质等的散射光、本底荧光及化学发光物质的干扰，提高检测灵敏度。

2. *标记物和标记方法*　用于时间分辨荧光免疫分析的荧光标记物是某些3价稀土镧系元素离子如铕(Eu^{3+})、铽(Tb^{3+})、铈(Ce^{3+})、钐(Sm^{3+})和镝(Dy^{3+})等。镧系元素本身不能直接标记抗原(或抗体)，需要利用具有双功能基团的螯合剂，如异硫氰酸苯甲基- EDTA

或二乙烯三胺五乙酸(DTPA)等作为连接载体，分别和镧系元素和抗原(或抗体)分子上的游离氨基结合。在上述3价稀土镧系元素离子中以Eu^{3+}最为常用，而且荧光效率最高。抗原或抗体标记方法可以是一步法，用螯合剂先螯合Eu^{3+}再连接抗原或抗体，如使用商品化的Eu^{3+}标记试剂盒，直接标记抗原或抗体；也可以是二步法，用螯合剂先连接抗原或抗体再螯合Eu^{3+}。稀土元素标记物体积小(为原子标记)，对被标记物的空间立体结构和活性影响小，1个蛋白质如抗体分子上可标记多达20个Eu^{3+}。镧系元素螯合物的突出特点是衰变时间极长，一般镧系元素螯合物的荧光衰变时间为60～900 μs，常用的Eu^{3+}荧光衰变时间为714 μs，为传统荧光的10^3～10^6倍。

3. *激发光和发射光谱* Eu^{3+}螯合物以紫外线340 nm激发，在615±5 nm波长处检测发射光。激发光和发射光间存在290 nm左右的波长差，即Stokes位移大。因此，可以通过滤光片将激发光和发射光分开，消除由样品池、溶剂分子和溶液中胶体颗粒等散射光和来自生物样品本底荧光干扰。

4. *解离-增强信号检测体系* 结合在固相上的镧系元素标记免疫复合物，在弱碱性反应体系缓冲液中的荧光信号相对微弱，这是因为水是镧系元素的荧光淬灭剂。在添加酸性增强液[含有β-二酮体(β-NTA)、三辛基氧化膦(TOPO)、Triton X-100、醋酸和邻苯二甲酸氢钾]后，Eu^{3+}从固相结合的免疫复合物上解离下来，在TOPO等协同作用下和β-二酮体生成更稳定的荧光螯合物，继而形成一个以Eu^{3+}为核心的保护性胶态分子团，防止水的荧光淬灭作用。在紫外线激发下，Eu^{3+}发出的荧光信号可增强达上百万倍。

此外，还有采用BCPDA为螯合剂，引入生物素和链亲和素系统以提高灵敏度，直接进行固相荧光信号测量等方法。

二、实验方法

时间分辨荧光免疫分析使用异相固相免疫分析技术，根据待检物的不同有多种反应模式，主要分为双抗体夹心法(固相捕获抗体-待检抗原-Eu^{3+}螯合物标记抗体)、固相抗体竞争抑制法(待检抗原和Eu^{3+}螯合物标记抗原竞争结合固相抗体)和固相抗原竞争抑制法(待检抗原和固相抗原竞争结合Eu^{3+}螯合物标记抗体)。其中，双抗体夹心法测定大分子蛋白质，竞争法检测小分子半抗原。

分析操作程序包括在包被抗体或抗原96孔微孔板上加待测样品和不同浓度标准品、温育(抗原、抗体反应)、洗板、分离(固相结合和游离的Eu^{3+}螯合物)、加入Eu^{3+}增强液测定荧光强度、计算机处理数据和生成报告(生物体液中待测物质浓度)。全部过程均在时间分辨免疫荧光检测仪上完成。

第二节　荧光偏振免疫分析

20世纪60年代，Dandliker首创均相荧光偏振免疫分析法。均相法最大特点是省去结合和游离的抗原、抗体或标记物分离过程，操作更简便，适合大量样品的快速检测。最初因荧光偏振免疫分析仪器及灵敏度等多方面原因，该方法一直未得到发展和推广。20世纪80

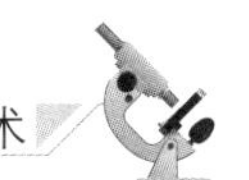

年代后期起，伴随商品化专用荧光偏振免疫分析仪器性能不断提升，荧光偏振免疫分析技术在对复杂生物样品测定时，能够获得更高的灵敏度和准确度，尤其适用于自动化测定生物体液中微量(ng/L)半抗原如药物浓度。

一、荧光偏振技术原理

荧光偏振技术是在荧光检测系统中加上起偏器和检偏器，当从光源发出的一束光线经垂直起偏器后成为垂直偏振光，荧光标记样品被垂直偏振光激发而产生偏振荧光，再经检偏器检出。偏振荧光强度 P 和测定体系中各因素的关系为：

$$(1/P-1/3)=1/P_0+(1/P_0-1/3)(RT/V)(\tau/\eta) \qquad \text{公式}(7-1)$$

其中，P_0 为极限荧光偏振光强度，R 为气体常数，T 为绝对温度，V 为摩尔分子体积，τ 为荧光寿命，η 为溶液的黏度。

从公式(7－1)可知，当溶液的温度和黏度都固定时，P 值主要取决于荧光子的分子体积。荧光物质受垂直偏振光激发时，分子旋转消耗能量，荧光发射就会减弱。因此，荧光偏振光强度 P 值与荧光分子转动速度成反比。小分子在溶液中旋转速度较快，P 值较小；大分子在溶液中旋转速度较慢，P 值较大。荧光偏振光强度 P 值与荧光物质受激发时反应体系中荧光分子大小成正比，与转动速度成反比。

二、荧光偏振免疫分析技术反应模式

荧光偏振免疫分析是荧光偏振技术和均相标记免疫分析技术的结合，避免了大量的分离和洗涤步骤，加样数分钟后即可完成检测，适于大量样品分析。荧光偏振免疫分析主要反应模式是竞争抑制法，即反应溶液中的荧光标记抗原和待检目的抗原竞争结合抗体，当待检目的抗原含量越多，荧光标记抗原和抗体结合形成荧光标记免疫复合物体积越小，游离的荧光标记抗原越多，反之亦然。荧光偏振免疫分析，利用荧光偏振光强度 P 与荧光物质受激发时反应体系中的荧光标记分子大小成正比，与转动速度成反比原理，通过测定待检样品加入前后荧光偏振信号强度变化来判断待检物质含量，偏振光的强度与样品中抗原的浓度成反比。用不同浓度标准品制备标准曲线，参照标准曲线得出待检样品抗原浓度。

第三节　荧光酶免疫分析

一、实验原理

荧光酶免疫分析(fluorescent-enzyme immunoassay, FEIA)是在 ELISA 基础上，通过荧光检测仪测定酶催化荧光底物发出的荧光强度而建立的一种定量检测超微量物质的免疫分析技术。荧光酶免疫分析比 ELISA 更灵敏、测量范围更宽，常用酶和其荧光底物见表 7－1。

表 7-1　荧光酶免疫分析常用酶和其荧光底物

标记酶	底物	荧光产物	激发光/发射光(nm)
碱性磷酸酶	4-甲基伞形酮磷酸盐(4-MUP)	4-甲基伞形酮(4-MU)	360/450
β-半乳糖苷酶	4-甲基伞形酮 β-半乳糖苷(4-MUG)	4-MU	360/450
辣根过氧化物酶	对羟基苯丙酸(HPA)	二聚体	317/414

引自：王兰兰. 临床免疫学检验. 北京：人民卫生出版社，2017。

二、实验类型

荧光酶免疫分析是一种基于96孔板的异相固相免疫分析方法，需要通过洗涤步骤分离结合和游离的抗原、抗体或酶标记物后，添加酶催化发光底物检测。根据待检物的不同有多种反应模式，主要分为双抗体夹心法(固相捕获抗体-待检抗原-酶标记抗体)、双抗原夹心法(固相捕获抗原-待检抗体-酶标记抗原)和固相抗原竞争抑制法(待检抗原和固相抗原竞争结合酶标记抗体)。其中，双抗体夹心法测定大分子蛋白质，竞争法可以检测小分子半抗原。

主要参考文献

1. 王兰兰. 临床免疫学检验[M]. 北京：人民卫生出版社，2017：312—332.

2. Liang RL, Yang YS, Zhou JW, et al. Dual-labeled time-resolved immunofluorometric assay for the simultaneous quantitative detection of hepatitis B virus antigens in human serum [J]. J Fluoresc, 2017,27(1): 309-316.

3. Jameson DM, Ross JA. Fluorescence polarization/anisotropy in diagnostics and imaging [J]. Chem Rev, 2010,110(5): 2685-2708.

(陆　青)

第八章

化学发光免疫分析技术

化学发光免疫分析(chemiluminescence immune assay，CLIA)是继放射免疫分析、酶免疫分析和荧光免疫分析之后发展起来的一项高敏感免疫分析技术;在20世纪70年代中期,由Arakawa和Tsuji首先报道,将抗原、抗体特异性反应和酶促化学发光反应相结合检测体液中皮质醇含量,其分析灵敏度达到了皮克级。

CLIA技术具有灵敏度高(最低可以检测到100个分子,可达10^{-21} mol)、线性范围宽(可达6个数量级)、无放射性污染、发光标记物稳定,有效期长(可达数月甚至数年),以及操作简单和易于自动化等优点,目前主要应用于各种抗原、半抗原、抗体、激素、酶、脂肪酸、维生素和药物等临床样品的高通量和全自动化检测。

第一节　化学发光免疫分析类型

CLIA的主要优点是灵敏度高、线性范围宽、标记物有效期长、无放射性危害等。临床样品检测采用的CLIA技术,主要包括化学发光标记免疫分析(吖啶酯标记物直接发光)、化学发光酶免疫分析(chemiluminescene enhance immunoassay，CLEIA)(酶催化底物发光)和电化学发光免疫分析(electro-chemiluminescence immunoassay，ECLIA)3种类型。根据免疫反应模式不同,分为竞争法、夹心法等。微孔板和磁性颗粒(磁性纳米粒子)是CLIA中应用较为广泛的固相材料。磁性颗粒表面包被抗原或抗体,通过外加磁场将溶液中结合于磁微粒表面的免疫复合物与未结合物质迅速分离,又称为磁微粒化学发光免疫分析技术。目前,世界各大仪器制造商研制出多种型号的全自动化CLIA检测仪,并开发了与自动化分析系统相匹配的测定不同临床指标的试剂盒。

一、化学发光酶免疫分析

化学发光酶免疫分析是基于ELISA原理,操作步骤与ELISA相同,采用竞争法测定小分子抗原物质,双抗体夹心法测定大分子抗原物质,以及间接法检测抗体等反应模式。CLEIA不同于ELISA之处在于酶的催化底物是化学发光剂,产生化学发光,产生的光信号强度通过化学发光信号检测仪来检测,由光量子阅读系统接收,光电倍增管将光信号转变为电信号并加以放大,再把它们传送至计算机数据处理系统,从而对待检样品进行定量,较分光光度法检测灵敏度更高、线性范围更宽。酶催化底物发光受温度、时间等因素影响,但发出的辉光，对测量的要求不高，既可用于全自动 CLIA 系统（封闭型）对临床高通量样品检测，也可在完成免疫反应后由仪器自动测量光信号和数据处理（开放型），应用于生命科学研究。

（一）辣根过氧化物酶标记化学发光酶免疫分析

目前通常采用的是增强发光酶免疫分析（enhanced chemiluminescence enzyme immunoassay），如 Amersham 公司的 Amerlite 化学发光免疫分析系列商品试剂盒采用的是鲁米诺/过氧化氢/辣根过氧化物酶/对-碘苯酚（Iuminol/H_2O_2/HRP/p-iod-phenol）检测体系。以 HRP 标记抗原或者抗体，当免疫反应完成后，结合的 HRP 酶标物使用鲁米诺作为发光底物，$NaOH+H_2O_2$ 作为启动发光试剂，对碘苯酚或对苯基酚等作为发光增强剂，可将鲁米诺所发出的闪光转化为辉光，发光信号可持续 10～20 min，并且显著提高了发光信号的强度以及检测的灵敏度。

（二）碱性磷酸酶标记化学发光酶免疫分析

市场上的碱性磷酸酶的底物主要以（金刚烷）- 1，2 -二氧乙烷及其衍生物为主，如 AMPPD、CSPD、CDP - Sta 等。代表系统如美国 Beckman Coulter 公司 ACCESS ® 全自动磁微粒子化学发光免疫分析系统，定量测定甲状腺功能、性激素、肿瘤标记物。以双抗体夹心法检测大分子抗原为例，磁微粒子包被抗体与分析物结合后，外加磁场协助该复合物快速地与其他非特异性物质分离，此时再加入碱性磷酸酶标记抗体，形成磁珠包被抗体-抗原-酶标记抗体复合物，经洗涤去掉未结合的抗体后，加入 ALP 的发光底物环 1，2 -二氧乙烷衍生物 AMPPD 和发光增强剂。检测小分子抗原采用竞争法分析模式（分析物及 ALP 标记抗原与磁微粒子包被抗体竞争结合）。

二、化学发光标记免疫分析

化学发光标记免疫分析是以化学发光剂为免疫反应示踪物，用吖啶酯或吖啶磺酰胺标记抗体或抗原，与待测标本中相应的抗原或抗体发生免疫反应后，形成固相双抗体或抗原夹心免疫复合物，加入启动发光试剂（$NaOH—H_2O_2$），吖啶酯分解发光，生成电子激发态的 N -甲基吖啶酮。当其从激发态回到基态时发出光子，最大发射波长位于 430 nm。由于吖啶酯衍生物发光为快速闪光型，对测量的要求高，主要适用于全自动 CLIA 系统。在生物医学领域的应用非常广泛，如 ARCHITECT i2000SR 全自动、微粒子化学发光免疫分析系统可检测乙型肝炎病毒抗原和抗体、肿瘤标记物、内分泌激素、甲状腺功能以及药物等多项免疫项目。其中，检测大分子抗原采用双抗体夹心法（磁微粒子上包被的抗体-抗原分析物-专利的吖啶酯标记抗体复合物），检测小分子抗原采用竞争法分析模式（抗原分析物和吖啶酯标记抗原与磁微粒子上包被的抗体竞争结合）。通过加入“Pre-Trigger”使吖啶酯标记物从磁微粒子固相载体上释放到溶液中并通过磁块吸附与磁微粒子分离，加入“Trigger”提供碱性环境，吖啶酯分解产生光信号。

三、电化学发光免疫分析

电化学发光免疫分析是以电化学发光物标记抗原或抗体，通过抗原-抗体反应和磁性分离技术检测电化学发光信号，对抗体或抗原进行定量或定性分析。

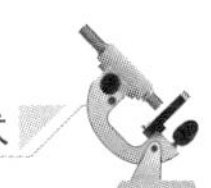

（一）三联吡啶钌标记物的发光原理

电化学发光剂是指通过在电极表面进行电化学反应而发光的物质，以三联吡啶钌$[Ru(bpy)_3]^{2+}$最常用。三联吡啶钌和电子供体三丙胺 TPA 在阳极表面同时失去一个电子而发生氧化反应，$[Ru(bpy)_3]^{2+}$被氧化成$[Ru(bpy)_3]^{3+}$（强氧化剂）；TPA 被氧化成阳离子自由基 TPA^+，因不稳定自发失去一个质子（H^+）形成自由基 TPA（强还原剂），可将高能量电子递给$[Ru(bpy)_3]^{3+}$使其成为激发态$[Ru(bpy)_3]^{2+*}$，激发态三联吡啶钌发射一个波长为 620 nm 的光子回复到基态，再参与下一次的电化学发光。这一电启动的氧化还原反应循环进行，光信号得以被放大，极大地提高了检测敏感性，可达每毫升皮克或皮摩尔水平。

（二）ECLIA 的测定模式

与 ELISA 相似，分抗原-抗体免疫反应和电化学发光反应 2 个步骤进行。以双抗体夹心法测定抗原为例，第 1 步在试管中进行，形成磁珠包被抗体＋受检的标本＋$[Ru(bpy)_3]^{2+}$标记抗体夹心复合物，除此之外，反应液中尚有游离、未结合的$[Ru(bpy)_3]^{2+}$标记抗体和磁珠包被抗体。第 2 步是反应液被吸入流动测量室，流动测量室电极下因有磁铁，通过磁场将结合$[Ru(bpy)_3]^{2+}$标记物的免疫复合物和游离$[Ru(bpy)_3]^{2+}$标记物分离。此时在电极上施加一定波形的电压或电流信号，启动了可循环进行的电化学发光反应，产生的光信号通过光电倍增管检测，光强度与标本中抗原的含量相关。

第二节　应用举例：促甲状腺激素化学发光免疫分析

血清中促甲状腺激素（TSH）水平可作为诊断原发和继发性甲状腺功能减退症的敏感性指标。TSH 由垂体前叶分泌，主要生理作用是促进甲状腺素（T_4）和三碘甲状腺原氨酸（T_3）的合成与分泌。TSH 是糖蛋白，分子量为 28 000，由 α 和 β 亚基组成。虽然 TSH 血清中的含量非常低，但足以维持甲状腺的功能。TSH 本身受下丘脑分泌的 TSH 释放激素（TRH）的调控，血液中甲状腺激素水平与 TSH 和 TRH 的量之间有负反馈抑制关系，如甲状腺功能亢进时，TRH 释放和随之 TSH 分泌均被抑制。

促甲状腺激素化学发光酶免疫分析，采用双位点一步法的双抗体夹心法模式，即将辣根过氧化物酶标记羊抗人 TSH α 亚基单克隆抗体和人血清标本混合液，一步加入预包被有鼠抗人 TSH β 亚基单克隆抗体的 96 孔板孔中，常温下抗原-抗体反应 60 min。在充分洗去未结合酶标记物后，加入辣根过氧化物酶的化学发光底物，用微板型化学发光仪测定各孔的发光强度（relative light units，RLU）。发光强度与未知标本血清 TSH 浓度成正相关。未知标本血清 TSH 浓度，参照 TSH 标准品标准曲线进行定量。

【材料与试剂】

（1）化学发光定量检测人 TSH 试剂盒

1）鼠抗人 TSHα 亚基单克隆抗体预包被板（luminescence-grade）。

2）HRP 标记羊抗人 TSHβ 亚基 mAb（HRP-TSHβ mAb）。

3）TSH 标准品（0、0.5、2、5、10、20 μIU/ml）。

4）洗涤液（0.05% Tween－20/PBS，pH 值 7.4）。

5）化学发光底物 A 液和 B 液（鲁米诺－H_2O_2－增强剂发光体系，使用前混合）。

（2）待测血清标本。

（3）微板型化学发光分析仪（MPL2 microplate luminometer）。

【实验步骤】

（1）准备：自 2～8 ℃冰箱取出试剂以及抗体预包被板条。

（2）一步添加样品、标准品及 HRP－TSHβ mAb：在对应孔中分别添加 50 μl 待测血清样本和标准品后，每孔加入 100 μl HRP－TSHβ mAb，充分混匀后，室温孵育 60 min。

（3）洗板：倾倒板孔中的反应液，每孔加入洗液约 300 μl，静置 20 s 左右，除去其中液体，将板中液体拍尽，如此洗 4 次，最后再用 DW 洗板 1 次。

（4）加化学发光底物液：使用前取等量化学发光底物 A 液和 B 液，混匀后每孔加 100 μl。

（5）测定化学发光强度：在加发光底物液 5～20 min 内完成检测。

【实验结果】

（1）定量方法：根据不同浓度 TSH 标准品（0、0.5、2、5、10、20 μIU/ml）和其对应 RLU 值，绘制标准曲线。参照标准曲线和回归方程求得未知标本血清 TSH 浓度。

（2）根据正常值范围 1.6（0.4～7.0）μIU/ml 判定标本结果，若测定值高于正常值则可能为甲状腺功能减低症病例，最终确诊应结合临床症状。

【注意事项】

（1）在无催化剂的情况下，鲁米诺与过氧化氢可发生缓慢的化学发光反应，造成一定的背景发光。因此，需分开保存，使用前混匀。

（2）HRP－鲁米诺－H_2O_2－增强剂发光体系发出波长为 425 nm 的蓝光，发光强度随时间而变化，应于第 5～20 min 完成对各加样品孔的发光强度测定。

（3）清洗步骤需彻底，防止孔中出现气泡，影响检测结果的准确性。

（4）手工加发光底物时，加样器吸量应准确；在加发光底物的过程中应避免加样器吸头与板孔或手指接触，以防止底物受到污染，同时不能有气泡。

主要参考文献

1. 王兰兰. 临床免疫学检验[M]. 北京：人民卫生出版社，2017：346—362.

2. Arakawa H, Maeda M, Tsuji A. Chemiluminescence enzyme immunoassay of cortisol using peroxidase as label [J]. Anal Biochem, 1979,97(2): 248－254.

3. 李振甲，应希堂，马世俊. 化学发光免疫分析技术的研究现状与展望[J]. 国际检验医学杂志，2006,27(1): 95—97.

4. 尹东光，贺佑丰，刘一兵，等. 几种主要化学发光物质的发光性能及其化学发光免疫分析体系[J]. 标记免疫分析与临床，2002,9(4): 225—230.

（陆　青）

第九章

免疫组化技术

免疫组化(immunohistochemistry, IHC)技术主要是利用示踪剂(酶、荧光和胶体金等)标记抗体,与组织或细胞标本中的抗原特异性结合,借助光学、荧光或电子显微镜成像和放大作用,定位、定性和定量检测分布于组织、细胞或亚细胞结构中的抗原(如蛋白质、多肽、多糖、磷脂、受体、酶、激素、核酸和病原体等)。根据免疫标记物的不同,免疫组化技术可分为免疫酶法、免疫荧光法、亲和组织化学法、免疫胶体金法和免疫铁蛋白法等,以免疫酶法和免疫荧光法最为常用。

第一节 荧光免疫组化技术

1941 年,美国科学家 Coons 和 Kaplan 用异硫氰酸荧光素标记抗肺炎球菌抗体,在荧光显微镜下检测到组织中的肺炎球菌荚膜多糖抗原物质,从而创立了荧光免疫组织化学技术(fluorescence immunohistochemistry technique)。

一、荧光免疫组化染色方法

根据抗原-抗体反应模式,荧光素与一抗或二抗偶联,免疫荧光染色方法分为直接和间接法。直接法常用于病原体快速检查、肾穿刺及皮肤活检标本抗原检测,具有特异性高、敏感性差的特点。间接法除了检测抗原,还可用于检测血清中自身抗体和多种病原体抗体。间接法较直接法敏感性提高,特异性略差。此外,还有生物素-亲和素/链霉亲和素法。通过在待检抗原细胞玻片或组织切片上添加一抗、生物素化二抗和荧光标记链霉亲和素,检测敏感性增强。这些方法不仅限于荧光免疫组织(细胞)化学技术,与其他使用免疫标记技术的实验方法,如 ELISA 有相通之处(见相应章节)。

二、实验流程

荧光免疫组化技术基本实验流程包括:样本处理、固定、抗原-抗体反应、荧光显色、镜检。石蜡切片首先经过脱蜡至水和抗原修复处理步骤、方法见本章第二节。以下以体外培养贴壁细胞为例,介绍荧光免疫细胞化学染色流程。

【材料与试剂】

(1) 生长于盖玻片的贴壁细胞。

(2) 封闭液(10 mmol/L PBS，pH 值 7.2～7.4，5% BSA/PBS)、抗体稀释液(1% BSA/PBS)。

(3) 固定剂

1) 冰甲醇和冰丙酮，－20 ℃放置 1 h 以上。

2) 3%～4%多聚甲醛/PBS(多聚甲醛 40 g，PBS 500 ml，两者混合加热至 60 ℃，搅拌并滴加 5 mol/L NaOH 至清晰为止，冷却后加 PBS 液至总量 1 000 ml)和 0.5% Triton X－100/PBS。

3) 3%～4%多聚甲醛/PBS 和冰丙酮(－20 ℃放置 1 h 以上)。

4) PEM 缓冲液(0.1 mol/L PIPES，5 mmol/L EGTA，2 mmol/L $MgCl_2 \cdot 6H_2O$，pH 值 6.8)和冰乙醇(－20 ℃放置 1 h 以上)。

(4) 一抗或待测血清、荧光素标记二抗或生物素化二抗和荧光素标记链霉亲和素。

(5) 封片介质、染色缸、湿盒、组化笔、光学显微镜、荧光显微镜。

【实验步骤】

(1) 细胞制备：从细胞培养箱取出细胞爬片，光学显微镜下观察细胞生长成单层，吸去上清液。PBS 洗 1 次。

(2) 细胞固定：根据抗原和组织细胞特点选择以下一种细胞固定方法。

1) 甲醇/丙酮固定法：冰甲醇－20 ℃固定 10 min，弃多余甲醇，冰丙酮－20 ℃透化细胞 1 min。

2) 多聚甲醛/Triton 固定法：3%～4%多聚甲醛/PBS 固定 10～20 min，PBS 冲洗，0.5% Triton X－100 透化细胞 2～10 min。

3) 多聚甲醛/甲醇固定法：3%～4%多聚甲醛/PBS 固定 10～20 min，PBS 冲洗，冰甲醇－20 ℃透化细胞 5～10 min。

(3) 洗涤：PBS 浸洗 3 次，每次 5 min。去除多余 PBS。

(4) 封闭：5% BSA/PBS 室温封闭 30 min。

(5) 一抗孵育：滴加适当稀释的特异性一抗或待测血清，湿盒中室温孵育 1 h 或者 4 ℃过夜。每次 PBS 浸洗 5 min，共 3 次。去除多余 PBS。

(6) 二抗孵育

1) 选择一：加适当稀释的生物素化二抗，使其完全覆盖标本，置于湿盒内，室温 30 min。每次 PBS 浸洗 5 min，共 3 次。去除多余 PBS。滴加荧光素标记链霉亲和素，使其完全覆盖标本，置于湿盒内，室温 30 min。每次 PBS 浸洗 5 min，共 3 次。去除多余 PBS。

2) 选择二：加适当稀释的荧光素标记二抗，使其完全覆盖标本，置于湿盒内，室温，30 min 以上。每次 PBS 浸洗 5 min，共 3 次。去除多余 PBS。

(7) 封片：滴加抗荧光衰减封片剂封片。荧光显微镜观察。

(8) 荧光显微镜观察

1) 荧光强度：(－)无荧光；(±)极弱的可疑荧光；(＋)荧光较弱，但清楚可见；(＋＋)荧光明亮；(＋＋＋～＋＋＋＋)荧光闪亮。需结合对照组判断结果。

2) 荧光模型：阳性细胞的胞膜型、胞质型和胞核型。

(9) 对照组设置

1）空白对照：抗原标本＋PBS＋荧光素标记二抗。

2）阴性对照：抗原标本＋正常动物同种型抗体＋荧光素标记二抗。

3）阳性对照：已知含有待检抗原的标本；如果检测血清抗体，则使用阳性血清再加荧光素标记二抗。

【注意事项】

（1）固定剂种类很多，大致分为有机溶剂和醛类交联固定剂2类。①有机溶剂如乙醇和丙酮细胞穿透性强，能够溶解如细胞膜磷脂（细胞透化）等类脂成分和脱水，使蛋白质和糖类抗原转变为不溶性沉淀，适合蛋白质和糖类抗原的固定。冷丙酮组织细胞穿透性和脱水作用强，抗原保存性好，常用于冷冻切片和细胞固定。②醛类交联固定剂穿透性强，交联细胞内自由氨基团，使组织-蛋白质相互交联，抗原保持原位，在保持组织细胞结构完整性方面优于有机溶剂。贴壁和悬浮细胞表面抗原检测时可以采用4%多聚甲醛固定，胞内抗原检测时加通透剂如 Triton X-100。

（2）如需检测2种抗原时，可进行双重荧光染色。间接法时，应确保二抗靶向不同种属抗原特异性一抗 Fc，并偶联至不同染料。

（3）防止荧光淬灭。

三、问题和解决方法

见表9-1。

表9-1　荧光免疫组化实验中常见问题和解决方法

问题	可能原因	解决方法
1. 阳性信号没有或强度不够	（1）抗体识别的抗原表位不表达在细胞或组织中	用免疫印迹或其他方法明确蛋白或抗原是否在组织或细胞中表达
	（2）荧光标记抗体浓度不恰当	梯度稀释抗体溶液，确立荧光标记抗体最佳工作浓度。考虑增加荧光标记抗体用量
	（3）抗体反应时间不充分	增加抗体孵育时间
	（4）荧光显微镜滤光片不对	选择和标记荧光素相对应的滤光片，如 FITC 应选用紫蓝光激发滤光片
	（5）荧光淬灭或衰减	抗体孵育时应注意避光。使用抗荧光衰减封片液封片
	（6）抗体无法接触表达于细胞内的抗原	需要进行细胞透膜处理使抗体进入胞内。考虑先在－20℃预冷甲醇中固定10 min，然后用－20℃预冷丙酮固定1 min；或者在3%多聚甲醛中加入0.5% Triton X-100，室温固定10 min
	（7）福尔马林固定石蜡切片：甲醛的抗原蛋白交联作用，会掩盖某些抗原决定簇，使之不能充分暴露，造成抗体无法接触到抗原	蛋白酶进行抗原修复，常用的酶消化液有0.01 mol/L HCl 配制的0.4%胃蛋白酶液和10 mmol/L $CaCl_2$（pH值7.8）配制的0.1%胰蛋白酶液，37℃，2～30 min

续 表

问题	可能原因	解决方法
2. 背景深	(1) 荧光素标记抗体聚合体	使用前高速离心可去除抗体聚合体
	(2) 抗体结合在细胞表面的FcR上	在加荧光标记抗体前，先和10%无关血清，如羊血清孵育，封闭细胞表面Fc受体。也可以使用F(ab′)$_2$荧光标记二抗
	(3) 洗涤不充分	增加洗涤次数和时间
	(4) 荧光标记抗体浓度过高	梯度稀释抗体溶液，确立荧光标记抗体最佳工作浓度。考虑减少荧光标记抗体用量
	(5) 固定液残留于组织，固定液中的甲醛，尤其是戊二醛，和检测试剂如抗体的氨基共价结合	如果血清未能充分封闭的话，可选择以下1种或几种方法：①0.1 mol/L PBS，pH值7.4配制的0.02%～1%硼氢化钠或硼氢化钾溶液，室温孵育30 min；②封闭液中添加50～100 mmol/L NH_4Cl；③封闭液中添加100 mmol/L乙醇胺；④PBS配制的0.2 mol/L甘氨酸，室温孵育5 min
3. 组织自发荧光	戊二醛可引起自发荧光，妨碍抗体穿透进入组织	避免使用醛类固定剂，可选择丙酮固定冷冻切片

第二节 酶免疫组化技术

酶免疫组化技术(enzyme immunohistochemistry technique)应用酶标记抗体(抗原)与组织或细胞标本中的抗原(抗体)发生特异性结合形成酶标记抗原-抗体复合物。通过酶促反应，在组织或细胞抗原(抗体)存在部位产生不溶性显色产物，在光学显微镜下观察，能够定位和定性检测标本中的抗原(抗体)，也可通过图像分析技术达到定量检测目的。

一、酶免疫组化技术染色方法

酶免疫组化技术使用细胞爬片、涂片和印片，以及组织冷冻切片和石蜡切片。

(一) 酶标抗体法

酶免疫组化技术直接和间接染色法和免疫荧光法基本相同，只是以酶标抗体替代荧光素标记抗体。

(二) 非标记酶免疫组化法

与酶标抗体技术相比，非标记酶免疫组化染色法敏感性提高。该方法利用抗体酶，有酶桥法、过氧化物酶-抗过氧化物酶(PAP)法和碱性磷酸酶(AP)抗碱性磷酸酶(APAAP)法等。组织中抗原和一抗特异性结合，加入二抗形成抗原-一抗-二抗复合物。非标记酶免疫组化法中的二抗，又被称为桥联二抗，因为二抗可以同时和抗过氧化物酶一抗的Fc和抗原特异性一抗的Fc结合。如果在抗原-一抗-二抗复合物基础上依次加入抗过氧化物酶一抗、过氧化物酶和底物，则被称为酶桥法。如果在抗原-一抗-二抗复合物基础上，加入过氧化物酶/抗过氧化物酶一抗复合物(PAP)，再加入底物显色，则被称为过氧化物酶-抗过氧化物酶(PAP)法。对于碱性磷酸酶则有对应的 APAAP 法。

(三) 亲和免疫组化法

亲和素-生物素复合物法(avidin biotin complex，ABC)，是用生物素化二抗结合一抗，生物素化二抗的生物素部分和 ABC(亲和素-生物素化过氧化物酶复合物)中的亲和素结合，最后通过 ABC 复合物中的过氧化物酶催化底物显色。因为链霉亲和素对组织和细胞的非特异吸附比亲和素低，用链霉亲和素替代亲和素，即 SABC(streptavidin-biotin complex)法。如果是加入链霉亲和素标记过氧化物酶或碱性磷酸酶和生物素化二抗反应，即为 SP 法或 SAP 法，该方法又被称为 LSAB(labelled streptavidin-biotin)法。

酶免疫组化技术最常用酶和底物是辣根过氧化物酶(HRP)和其特异性底物过氧化氢(H_2O_2)，同时 HRP/H_2O_2 酶促显色反应的进行需要供氢体。常用供氢体有：①二氨基联苯胺(DAB)，反应终产物呈黄褐色，不溶于水和乙醇；②3-氨基-9-乙基咔巴唑(3-amino-9-ethylcarbazole，AEC)，反应终产物呈橘红色，不溶于水但溶于乙醇。对于含丰富内源性过氧化物酶的组织切片，例如淋巴组织和肿瘤组织切片，以及血涂片和骨髓涂片，可首选碱性磷酸酶(AP)标记抗体或者标本经内源性过氧化物酶活性灭活处理。碱性磷酸酶作用底物：①溴氯羟吲哚磷酸盐(BCIP)和氮蓝四唑(NBT)，可生成不溶性黑紫色沉淀；②α-萘酚磷酸盐和快蓝(fast blue)或快红(fast red)，可分别生成不溶性深蓝色或红色沉淀。

二、实验流程

酶免疫组化技术基本实验流程包括：样本处理、固定、内源性酶活性灭活、非特异性结合位点封闭、一抗和二抗孵育、显色、复染、封片和镜检(冷冻切片酶免疫组化染色见第三章“脾脏生发中心酶免疫组化染色”部分)。石蜡切片首先经过脱蜡至水和抗原修复处理步骤。以下主要以石蜡切片为例介绍基本流程。

【材料与试剂】

(1) 石蜡组织切片、细胞爬片、组织冷冻切片。

(2) 0.01 mol/L PBS，pH 值 7.4。

(3) 封闭液：5% BSA/PBS 或 5%～10%二抗同种正常动物血清。

(4) 抗体稀释缓冲液：1% BSA/PBS。

(5) 微波辐射抗原修复液：0.01 mol/L 柠檬酸钠缓冲液，pH 值 6.0；1 mmol/L EDTA，pH 值 8.0。

(6) 二甲苯、无水乙醇、0.1%胰蛋白酶/PBS。

(7) 一抗。

(8) 选择一，生物素化二抗和链霉亲和素标记过氧化物酶或碱性磷酸酶；选择二，辣根过氧化物酶或碱性磷酸酶标记二抗。

(9) HRP 底物

1) DAB 显色底物液：①3% H_2O_2，30% H_2O_2 20 ml 加双蒸水 180 ml，使用前新鲜配制。②DAB-H_2O_2 底物缓冲液，取 6 mg 二氨基联苯胺(DAB)溶解于 10 ml 0.05 mol/L Tris-HCl，pH 值 7.6。③使用前取 3% H_2O_2 0.1 ml 加入 DAB 底物缓冲液中。

2) AEC 即用型显色试剂盒(Sigma，AEC-101)：AEC 显色液使用前配制，在试管中先后加入双蒸水 4 ml、2.5 mol/L 醋酸盐缓冲液 2 滴、AEC 显色剂 1 滴和 3% H_2O_2 1 滴，混合。

(10) 碱性磷酸酶底物：快红(fast red TR)/α-萘酚磷酸盐(naphthol AS-MX)(Sigma 公司，货号 F4523)。碱性磷酸酶底物液(快红 1.0 g/L、α-萘酚磷酸盐 0.4 g/L、左旋咪唑 0.15 g/L、0.1 mol/L Tris-HCl 缓冲液，pH 值 7.5)制备：取 Tris 缓冲液片剂 1 片于 15 ml 离心管中加入 10 ml 蒸馏水，旋涡混匀器搅拌至溶解后，再加入快红/α-萘酚磷酸盐片剂 1 片，旋涡混匀器搅拌至溶解，即可直接使用。

(11) Mayer 苏木精染液：苏木素 0.1 g，硫酸铝钾 5 g，柠檬酸 0.1 g，水合氯醛 5 g，碘酸钠 20 mg，蒸馏水 100 ml。或者直接购买使用。

(12) 光学显微镜、微波炉、湿盒。

【实验步骤】

(1) 脱蜡至水

1) 将石蜡切片置于烤箱，56～60 ℃，15 min。

2) 将切片依次浸入二甲苯Ⅰ～Ⅲ脱蜡，每次 5 min，共 3 次。

3) 甩去多余液体，由高到低梯度乙醇水化切片：无水乙醇Ⅰ和Ⅱ，每次 3 min，共 2 次，甩去多余液体→90%乙醇，3 min，甩去多余液体→80%乙醇，3 min。

4) 流水冲洗 30 s 后，将组织切片浸入 PBS 中室温水化 30 min。

注意：脱蜡和水化目的是确保抗体能够充分与组织中抗原结合反应，脱蜡不完全会造成假阴性。

(2) 消除内源性过氧化物酶/生物素活性

1) 选择一：如果使用 SP 染色法，需要消除内源性生物素活性。平放载玻片，滴加 0.01%亲和素充分覆盖切片表面，室温静置 10～20 min，使其结合位点饱和，以消除内源性生物素的活性。PBS 冲洗后，PBS 浸洗 2 min。

2) 选择二：如果使用辣根过氧化物酶标记二抗间接染色，需要消除内源性过氧化物酶活性：平放载玻片，滴加 3% H_2O_2 充分覆盖切片表面，室温静置 5 min。避免切片干燥。PBS 冲洗后，PBS 浸洗 2 min。

(3) 抗原修复

1) 酶消化法：常用 0.1%胰蛋白酶/PBS 或 0.4%胃蛋白酶，0.01 mol/L HCl，37 ℃，30 min。

注意：借助酶作用，去除杂蛋白，暴露因组织固定而被封闭的抗原决定簇。胃蛋白酶消化能力强，适用于细胞间质抗原检测，在酸性条件下达最佳效果；胰蛋白酶用于细胞内抗原检测，在 pH 值 7.6 时达最佳效果。消化后应充分洗涤去除消化酶。

2) 微波修复法：蒸馏水清洗载玻片后，将载玻片浸没于 0.01 mol/L 柠檬酸盐，pH 值 6.0 中，微波炉高火加热至沸腾后断电，间隔 5～10 min 后，重复 2～3 次。整个过程确保载玻片表面有抗原修复缓冲液。>20 min 缓慢冷却后，PBS 浸洗 3 次。

注意：本方法借助微波辐射产生的高热效应，分子高速运动解开交联蛋白，暴露被掩盖抗原决定簇，如核抗原。热处理后需自然冷却，使组织能够慢慢恢复原有形态和构型。

(4) 非特异性结合位点封闭：滴加 5% BSA/PBS 封闭液室温 20 min。或使用和二抗同一种属来源正常动物血清(5%～10%)封闭。有助于降低抗体非特异性吸附导致的背景染色过深。

(5) 一抗孵育

1) 甩去多余液体,擦净切片背面和切片正面组织周围水分,保持组织润湿状态。

2) 滴加用1% BSA/PBS适当稀释后的一抗100 μl,向两侧倾斜使抗体溶液流淌均匀覆盖组织,湿盒中室温孵育1 h或4 ℃过夜。

3) PBS轻柔冲洗后,PBS浸洗5 min。

(6) 二抗孵育

1) 甩去多余液体,擦净切片背面和切片正面组织周围水分,保持组织润湿状态。

2) 滴加用1% BSA/PBS适当稀释后的生物素化二抗或酶标二抗100 μl,向两侧缓慢倾斜使抗体溶液流淌均匀覆盖组织,湿盒中室温孵育至少30 min。

3) PBS轻柔冲洗后,将切片置于PBS中浸洗5 min,共3次。甩去多余液体,擦净切片背面和切片正面组织周围水分,保持组织润湿状态。若是酶标二抗,跳至步骤(7)。

4) 滴加链霉亲和素标记过氧化物酶100 μl,两侧倾斜使抗体溶液流淌均匀覆盖组织面,湿盒中室温孵育20 min。

5) PBS轻柔冲洗后,将切片置于PBS中浸洗5 min,共4次。

(7) 配制底物显色液:见前文“材料与试剂”部分。

(8) 显色

1) 甩去多余液体,擦净切片背面和切片正面组织周围水分,保持组织润湿状态。

2) 滴加2~3滴新鲜配制的底物缓冲液,两侧倾斜使溶液流淌均匀覆盖组织,湿盒中室温、避光显色5~10 min。光学显微镜观察控制显色强度,在阴性对照背景显色前用双蒸水冲洗,终止显色。

注意:根据不同的酶,选择对应底物。碱性磷酸酶底物缓冲液中含有0.15 g/L左旋咪唑,用于抑制内源性碱性磷酸酶活性。

(9) 复染、封片和镜检:Mayer苏木精复染液复染0.5~5 min,双蒸水冲洗后,自来水冲洗5 min,水性封片剂封片和镜检。

注意:AEC和快红/α-萘酚磷酸盐底物形成的终反应产物都溶于乙醇,故不能使用含乙醇的复染液如Harris苏木精复染液。

三、问题和解决方法

见表9-2。

表9-2 酶免疫组化技术常见实验问题和解决方法

问题	可能原因	解决方法
1. 阳性信号没有或强度不够	(1) 抗体识别的抗原表位不表达在细胞或组织中	用免疫印迹或其他方法明确蛋白或抗原是否在组织或细胞中表达;查阅相关文献
	(2) 抗体识别的抗原表位在抗原修复过程中被破坏	选择合适的抗原修复方法

续　表

问题	可能原因	解决方法
	(3) 抗体浓度和反应时间不恰当	梯度稀释抗体溶液，确立荧光标记抗体最佳工作浓度。考虑增加荧光标记抗体用量和孵育时间
	(4) 福尔马林固定石蜡切片：甲醛的抗原蛋白交联作用，会掩盖某些抗原决定簇，使之不能充分暴露，造成抗体无法接触到抗原	蛋白酶进行抗原修复，常用的酶消化液有 0.01 mol/L HCl 配制的 0.4% 胃蛋白酶液和 10 mmol/L $CaCl_2$(pH 值 7.8)配制的 0.1%胰蛋白酶液，37 ℃，2～30 min
	(5) 酶活性不够	延长酶和底物作用时间，对于过氧化物酶，反应液中不能含有叠氮钠
	(6) 底物或酶标记物失效	直接混合底物和酶，应该显色
	(7) 检测方法敏感性不够	考虑使用放大信号的亲和素/生物素法
2. 背景深	(1) 抗体聚合物	使用前高速离心可去除抗体聚合物
	(2) 抗体结合在细胞表面的 FcR 上	抗体孵育前加入和二抗同一种属正常动物血清(10%)封闭细胞表面 Fc 受体。也可以使用 $F(ab)_2$ 酶标记二抗
	(3) 洗涤不充分	增加洗涤次数和时间；可用 0.01%～0.02% Tween20/PBS 洗 3 次，PBS 洗 3 次后加底物显色
	(4) 抗体浓度过高	梯度稀释一抗和二抗溶液，确立抗体最佳工作浓度。考虑减少抗体用量
	(5) 二抗交叉反应	使用预先经过吸附去除和待检组织种属相同 Ig 或血清的二抗
	(6) 染色过程中切片或细胞玻片干燥	使用湿盒孵育；反应液应充分覆盖组织，防止干片
	(7) 内源性酶活性抑制不足	使用新鲜配制 3% H_2O_2(过氧化物酶)或 24 g/L 左旋咪唑(碱性磷酸酶)
	(8) 底物反应时间过长	缩短底物反应时间

第三节　应用举例：免疫荧光间接法检测抗核抗体

【实验原理】

抗核抗体(antinuclear antibody，ANA)是针对细胞核成分的自身抗体，没有器官和种系特异性。ANA 阳性提示患有自身免疫性疾病 SLE 和有其他不同类型的风湿病。本实验是采用免疫荧光间接法检测人血清中的 ANA。在生物薄片(Hep－2 细胞＋灵长类肝脏冷冻切片)上滴加待测血清(＞1∶100 稀释度)，血清中的 ANA 能与细胞核抗原成分特异性结合，而未结合游离抗体经洗涤后去除。形成的免疫复合物通过与 FITC 标记羊抗人 IgG

结合，在荧光显微镜下，细胞核显示黄绿色荧光，提示血清中 ANA 的存在。

【材料与试剂】

（1）人待检血清、阳性血清（SLE 患者血清）、阴性血清（正常人血清）。

（2）0.05% Tween20/PBS，pH 值 7.4 洗液。

（3）抗原生物薄片（分别贴附 Hep－2 细胞和猴肝）。

（4）FITC－羊抗人 IgG 抗体。

（5）封片介质和盖玻片。

（6）荧光显微镜。

【实验步骤】

（1）取一张生物薄片滴加 1∶100 稀释的患者血清 25 μl，室温 30 min。

（2）取出生物薄片，以 PBS 冲洗 1 次，PBS 浸泡 5 min。擦净生物薄片背面和生物薄片正面组织周围水分，保持组织润湿状态。

（3）加适当稀释的 FITC－羊抗人 IgG 抗体 20 μl，室温 30 min。

（4）取出生物薄片洗涤，方法同步骤（2）。

（5）滴加磷酸盐缓冲甘油封片、镜检。

【实验结果】

（1）正常血清组 Hep－2 细胞核中无绿色荧光，而待测血清抗体滴度≥1∶100，Hep－2 细胞核中有绿色荧光，即 ANA 阳性。

（2）显微镜观察需结合荧光模型分类特点推断 ANA 针对的自身核抗原成分，比如抗 dsDNA 抗体在荧光显微镜下呈现核均质型，多见于 SLE 患者。

【注意事项】

（1）0.05% Tween20/PBS，pH 值 7.4，彻底清洗以去除非特异性结合。

（2）操作轻柔，避免细胞受机械损伤或脱片。

（3）添加荧光素标记抗体后避光操作，防止荧光淬灭。

（4）设置阳性和阴性对照组。

主要参考文献

1. 王兰兰. 临床免疫学检验[M]. 北京：人民卫生出版社，2017：386—407.

2. 曹雪涛. 免疫学技术及其应用[M]. 北京：科学出版社，2010：626—657.

（陆　青）

第十章

流式细胞术

流式细胞术(flow cytometry, FCM),是一项结合单克隆抗体技术、免疫荧光标记技术、激光技术、计算机分析技术、电子技术以及流体力学的现代细胞分析和分选技术。流式细胞术能够对单个细胞多参数分析,具有快速高通量、灵敏、准确和可定量特点,在基础和临床医学等多学科领域得到广泛应用。

第一节　流式细胞仪工作原理

流式细胞仪(flow cytometer)是进行流式细胞分析和分选的专用仪器。样品,如单细胞悬液经各种荧光素标记抗体染色后,以一定细胞浓度混悬于 PBS 中上机检测。

一、流动室和液流驱动系统

进样后,样品细胞流在流动室光照区与激光相交。流式细胞仪的液流驱动系统采用鞘流技术,保证流动室内的标本流在鞘液包裹下恒定处于同轴流动的中心位置,样品中的细胞一个一个穿过激光束,每个细胞被激光照射时间和受照强度一致,能够同时测得单个细胞的多个参数(图 10-1)。

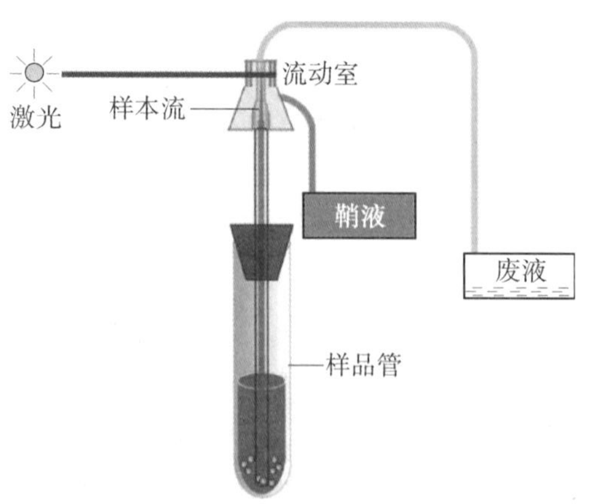

图 10-1　流式细胞仪的流体系统

二、激光光源和光学信号探测系统

流式细胞仪通常以激光作为荧光激发光源。台式流式细胞仪常见激光器配置有 488 nm 蓝色激光器、633 nm 红色激光器、405 nm 紫色激光器和 355 nm 紫外激光器。不同荧光染料，因为分子结构不同，其吸收光谱(excitation, Ex)和发射光谱(emission, Em)不同，有其最大吸收峰(Ex - Max)和最大发射荧光峰(Em - Max)。被不同荧光素标记抗体染色的细胞通过流动室时，在激光束照射下产生与激光束方向同轴的散射光，即前向角散射光(forward scatter, FSC)；与激光束方向垂直的散射光，即侧向角散射光(side scatter, SSC)；并且发射不同波长和颜色的荧光。光电二极管检测 FSC 信号，光电倍增管(photomultiplier tube, PMT)检测 SSC 和荧光信号，同时将检测的光学信号转换成电脉冲(数字数据)信号。

(一) 散射光信号

FSC 一般表征细胞相对大小和表面积，常以 FSC 为信号阈值排除样品中的各种碎片及鞘液中小颗粒对被测细胞的信号干扰。SSC 一般表征细胞内部颗粒度和细胞内精细结构变化的相对复杂性。散射光信号与细胞染色因素无关，是细胞内在的物理参数。实验中常利用这 2 种参数组合，初步区分不同细胞群体，去除碎片、死细胞和粘连细胞的干扰，圈出感兴趣的目标群体进一步分析。

(二) 荧光信号

当多种荧光素标记细胞以单细胞流通过流动室光照区时，不同荧光素受激光束激发发射不同波长和颜色的荧光，再通过若干组透镜、小孔和滤光片，将不同波长/颜色荧光信号分开。通常所需要检测的荧光信号分为 4 个光谱范围：绿色光(510～540 nm)、黄色光(560～580 nm)、橙色光(605～635 nm)和红色光(650 nm 以上)。一种颜色荧光占用一个荧光通道(fluorescence channel)，荧光信号由该通道光电倍增管(photomultiplier tube, PMT)检测。

由于所有的荧光都是宽谱发射，滤光片主要依据荧光素最大发射光谱，设定对波长的选择性通透，以去除不同荧光素光信号的相互干扰。滤光片包括长通滤光片(long pass, LP)允许长于设定波长的光通过，短通滤光片(short pass, SP)允许短于设定波长的光通过和带通滤光片(band path, BP)允许一定带宽的波长通过。而且，PMT 检测的荧光信号强弱和抗原表达量相关。因此，运用多色流式细胞术，流式细胞仪能够同时定量检测和分析多个细胞参数，并确保信号检测的准确性和特异性。表 10 - 1 列出了流式细胞术常用荧光素的激发光波长、最大发射光波长及荧光检测通道。

表 10 - 1　流式细胞术常用荧光素

荧光探针(probe)	激发光波长(nm)	最大发射荧光峰(Em - Max, nm)	检测通道(荧光颜色)
Pacific Blue™	405	455	FL9(蓝)
Alexa Fluor ® 488	488	519	FL1(绿)
FITC(fluorescein)	488	525	FL1(绿)

续 表

荧光探针(probe)	激发光波长(nm)	最大发射荧光峰(Em-Max, nm)	检测通道(荧光颜色)
PE(R-Phycoerythrin)	488	575	FL2(黄)
PE/Cy5	488	670	FL3(红)
PerCP(Peridinin-chlorophyll-protein)	488	675	FL3(红)
PE/Cy5.5	488	690	FL3 或 FL4(远红)
PerCP-Cy5.5	488	690	FL3 或 FL4(远红)
PE/Cy7	488	774	FL3 或 FL4(红外)
APC(allophycocyanin)	633	660	FL5(红)
Alexa Fluor ® 647	633	668	FL5(红)
APC/Cy7	633	774	FL6(红外)

(三) 荧光补偿

在实际检测时,虽然光学滤镜可以最大限度地将不同荧光素发射的荧光信号区分开,但由于所有的荧光都是宽谱发射,不同荧光素和荧光染料发射光谱会有一定重叠,有一部分荧光会出现在其他邻近荧光检测通道上,即荧光渗漏(图 10-2)。荧光补偿(compensation)是指在流式细胞多色分析中,纠正荧光素/荧光染料因发射光谱重叠造成的荧光信号叠加,即从一个荧光通道光信号中减去其他荧光通道荧光素渗漏过来的干扰信号。

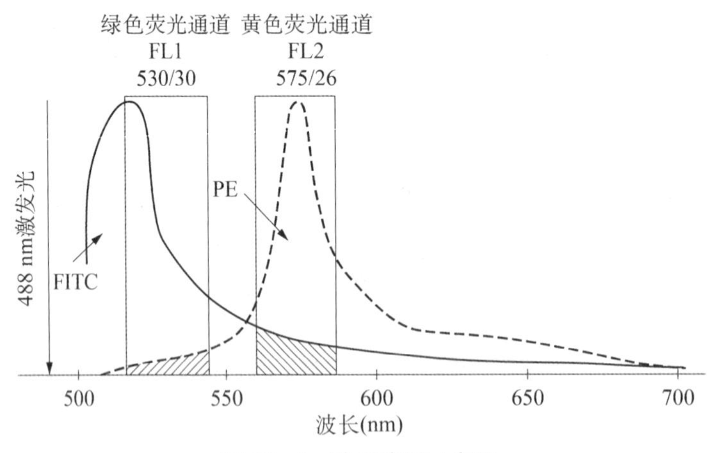

图 10-2 荧光渗漏示意图

注: PE渗漏到FITC通道的信号; FITC渗漏到PE通道的信号。

三、电子系统

电子系统主要由光电二极管、PMT 和信号处理电路(signal processing electronics)组成,其作用是将光电二极管和 PMT 收集的光信号转换为电压脉冲信号(电压的高度、面积

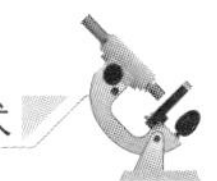

和宽度),最后经模拟数字转换器(A/D converter)转换为数值。调整PMT电压,脉冲(数字和数据)信号强度随之发生改变。结果可借助流式细胞仪专用软件以图表形式直观地显示出来,并加以保存,作进一步分析。

PMT和光电二极管是光电转换器,PMT的光电信号转换效率要远远大于光电二极管,常用于收集和放大较微弱的SSC或荧光信号;光电二极管常用于检测较强的FSC信号。电信号放大器包括线性和对数放大2种,主要为了方便计算机分析处理。FSC和SSC参数、细胞DNA含量、RNA含量、总蛋白质含量等的测量一般采用线性放大测量;荧光素标记的细胞抗原,其表达水平会在不同细胞间或细胞刺激前后出现较大变化,为了能够在一张图上同时展示阳性和阴性细胞群,适合采用对数放大输出信号。

四、数据分析系统

计算机部分配有控制仪器运行、数据采集、存储和分析的计算机软件操作系统。例如,BD FACSCalibur系统CELLQuest软件、BD FACSVerse系统FACSuite软件、BD FACS LSRFortessa系统BD FACS Diva软件和Beckman Coulter公司MoFlo XDP流式细胞仪配备Summit软件等。流式数据的存贮采用列表模式(list mode),记录每一个细胞的所有参数统计学信息;在此基础上结合图像处理软件,通过建立单参数直方图和双参数散点图等,在计算机屏幕上动态而直观显示获取的细胞及其待测参数数据。

五、细胞分选系统

分选型流式细胞仪,首先根据标记的荧光素探针探测目标细胞群体,之后通过电荷式分选分离纯化目标细胞。在流动室的喷嘴上配有一个超声压电晶体,通电后超声压电晶体发生高频振动,使喷出的液流断裂为均匀的液滴,每秒形成上万个液滴。当含细胞的液滴逐个通过激光束时,电子系统马上依据分选门的限定判定该细胞是否为目标细胞。流式细胞仪的分选模式有纯度模式、富集模式和单细胞模式,主要依据目标细胞丰度和分选要求(细胞纯度还是数量)选择。例如,单细胞模式重视高纯度,不太重视回收率,仅在分选液滴中含有单个目标细胞时才分选。如确定为目标细胞,荧光标记细胞液滴会同时激活干涉检测器和荧光检测器,引起液滴充电信号。液流充电系统将这些荧光素标记细胞液滴充以不同电荷量,当带电液滴流经高压偏转板时,在电场作用下发生不同程度偏转,落入各自的收集器中,不予充电的液滴落入中间的废液容器,达到分选目的(具体应用实例见第三章和第四章)。

第二节 流式细胞术实验流程

【实验准备】

(1) 了解实验室流式细胞仪的激光配置、常用荧光染料和工作原理。

(2) 了解目标细胞标记和待测抗原及其细胞分布情况,从购买试剂公司网站搜寻相应荧光标记单克隆抗体信息,决定染色方案。

1）细胞表面抗原：选用细胞表面直接法或间接法染色。

2）细胞内或是核内抗原：在染色前增加固定细胞和增加膜通透性（透膜）实验步骤。

3）以上两者兼备的情况下，先荧光染色表面抗原，固定后，破膜胞内抗原荧光染色。

（3）选择合适的荧光素

1）每个荧光检测通道只能选择一种荧光素，各个通道之间的荧光素可以随意搭配，但应优先选择发射光谱重叠小和不同波长激光激发的荧光素，以减少不必要的荧光补偿，便于后期数据分析。

2）根据抗原表达强弱合理分配荧光素，表达量高的抗原用不太亮的染料，最亮的染料分配给表达低的抗原。常用荧光素荧光强弱如下：PE＞APC＞PE－Cy5.5＞PerCP－Cy5.5＞FITC＞APC－eFluor® 700。

3）串联染料如PE－Cy5、PerCP－Cy5.5等，需要考虑其容易降解的可能性，其优点是发射波长更长了，达到深红和远红区域，为每一个激光器增加了更多的选择。

（4）选择相匹配的同型对照（isotype control）抗体：同型对照抗体是指与检测目标抗原一抗相同种属和亚型的健康动物来源免疫球蛋白。若使用直接免疫荧光染色法，同型对照抗体应标记和一抗相同的荧光素。一般而言，流式抗体销售厂家同时有售和检测目标抗原一抗相匹配的同型对照抗体。同型对照抗体染色水平表明抗体非特异性结合水平，即背景荧光，对准确设定阴性与阳性细胞界标有重要意义。

（5）制备FACS染色缓冲液：4 ℃保存，见表10－2。

表10－2　FACS染色缓冲液配制

FACS染色缓冲液（1×）	剂量（ml）	终浓度（%）
1×PBS	988	
FCS	10	1
10%叠氮钠溶液	2	0.02

【实验步骤】

1．*制备单细胞悬液*　制备单细胞悬液方法因标本而异，染色前需将细胞重悬于FACS缓冲液，细胞浓度 2×10^7 个/ml。

（1）外周血和骨髓收集时加抗凝剂即可进行染色，可预先裂解红细胞或直接进行检测。

（2）分离淋巴组织细胞可采用物理方法，如用2片载玻片研磨胸腺、脾脏或淋巴结，使细胞从组织间释放出来；非淋巴组织样本，用剪刀切成边长2～4 mm大小的碎块后，经胰蛋白或胶原酶等酶消化分散组织细胞。酶的种类、消化时间等取决于组织的类型。染色前需经细胞滤网过滤防止堵塞进样管。若含有红细胞，需经裂解红细胞处理。

（3）采用密度梯度离心法从外周血分离单个核细胞（PBMC）。

（4）对于体外培养细胞，贴壁细胞需用胰酶消化处理，使细胞从培养器皿脱落，用巴氏吸管反复吹打细胞使其分散成单细胞状态；悬浮细胞可直接转移至离心管，离心、洗涤后重悬于FACS染色缓冲液。

2. 免疫荧光标记

(1) 细胞表面抗原染色

1) 染色前为避免荧光标记体抗体和抗体 Fc 受体结合产生非特异性荧光背景信号，可以将小鼠 CD16/CD32 抗体，即 FcR 封闭剂和待检细胞冰上孵育 20 min。

2) 无需清洗，细胞分装到流式管，每管 1×10^6 个/50 μl。添加 FACS 染色缓冲液稀释的未标记、生物素和(或)荧光素标记一抗混合液 50 μl，避光冰上孵育 15～30 min。

抗体用量：可按照抗体说明书推荐量进行标记。抗体亲和力越高，所需抗体用量越少，较多见的是 1∶100 或 1∶200 稀释抗体原液后使用。

设立染色对照：同型对照管(多色荧光标记同型对照样本)、补偿管(单参数荧光标记＋其他颜色荧光标记同型对照样本)、实验检测管(所有待测参数荧光标记样本)。

3) 每管用 FACS 缓冲液 2 ml，上下混合后，400 g 离心 5 min，吸净上清液去除未结合游离抗体。洗涤细胞 1～2 次。对于荧光素直接标记一抗，直接跳至步骤 6)。

4) 如果使用的是未标记或者生物素标记一抗，按照说明书推荐用量加入 100 μl FACS 缓冲液稀释的荧光素标记二抗或者荧光素标记亲和素(SA)，避光冰上孵育 15～30 min。

二抗是抗目标一抗同种型抗体，应注意避免和染色体系中的其他一抗发生交叉反应。

5) 每管用 FACS 缓冲液 2 ml 洗涤细胞 1～2 次，吸净上清液。

6) 加入 500 μl FACS 缓冲液重悬，上机检测。

(2) 细胞内抗原染色：流式细胞术对细胞质和细胞核内抗原检测与细胞表面抗原检测的主要区别是需要对细胞进行固定和透膜(permeabilization)处理，使荧光素标记的单克隆抗体能够进入细胞，但又不能完全破坏细胞结构，应保持细胞光散射特点和目标抗原的抗原性不变或变化较小。关于细胞固定与透膜液，市场上有很多商品化试剂盒可供选择，也可以用 4%多聚甲醛固定后，再用去垢剂如 0.1%(m/V)皂素(saponin)等进行透膜处理。皂素是可逆性渗透剂，必须存在于所有细胞内抗原标记和清洗过程中。主要的实验步骤可以概括为：膜表面抗原免疫荧光染色、固定与透膜处理、细胞内或细胞核内抗原免疫荧光染色、多色流式细胞分析。

3. 上机检测　流式细胞仪分为主机部分(包括流动室和液流系统、激光源和光学系统、光电管和电子系统、细胞分选系统)和计算机部分。以下简要介绍仪器基本操作流程。

(1) 开机：开机前需添加足够鞘液和倒空废液。打开稳压器电源，启动计算机，在出现的登录对话框中，输入用户名和密码登录。按下流式细胞仪电源键，双击计算机桌面上的快捷方式运行流式细胞仪细胞分析系统软件，如 BD FACSVerse 系统 FACSuite 软件或 BD FACS LSRFortessa 系统 BD FACS Diva 软件等，仪器自动联机，确认软件和流式细胞仪处于联机状态；排除管路和鞘液过滤器中气泡，液流系统就绪。激光器预热 20 min 后方可进行样本采集。

(2) 仪器校准：获取数据之前，推荐运行 CS&T 仪器性能状态自动监控模块，用来监测仪器当日状态和检测效率。在实验建立前，创建或调出符合此次实验所需仪器参数(configuration)。进样 CS&T 质量控制荧光微球，确认微球批号和仪器软件输入一致，仪器自动采集数据，包括：激光器自动调准；FSC、SSC、每个荧光参数的仪器分辨率(仪器测量精度指标，常以变异系数 *CV* 值表示)和灵敏度(检测微弱荧光信号和最小颗粒大小指标);PMT电压值和荧光补偿矩阵值自动更新。确认仪器性能质量控制结论为通过。

(3) 新建或调出已有的多色流式实验方案：新建的实验方案可以保存为模板留待下次使用。完整的实验方案应包括以下内容：根据染色方案删除不必要的荧光参数，仅保留所需荧光探测通道及参数，FSC阈值(threshold)，获取数据的模板图(单参数直方图和二维散点图)，每个荧光通道电压(volts)，荧光补偿，增益(gain)，门(gate)，细胞群体层级关系，统计参数(statistics)等。在同一个模板中的上样管，默认采用相同的实验条件设置、工作表及报告。

(4) 上样：多色流式实验方案中最重要的是调节各参数检测通道包括光电二极管和PMT电压，以及荧光补偿设置。用同型对照管或未染色空白管调节待测荧光通道PMT电压，以明确荧光信号阴阳性分界线。在电压已经调节完成的基础上，用单参数荧光标记补偿管调节荧光补偿。

1) 上同型对照管(多色荧光标记同型对照)调节每个参数电压值或增益值：电压和增益都是对细胞散射光和荧光信号进行放大的方法，电压是线性放大而增益是对数放大。

第1张模板图默认为FSC/SSC双参数散点图。调节FSC(光电二极管)和SSC(PMT)电压目的，是要在FSC/SSC散点图上看到样本中所有细胞和部分碎片，设门圈定感兴趣细胞群。还可调节前向散射光FSC阈值以排除碎片干扰。

第2张模板图是第1张模板图圈定细胞群的单参数荧光通道直方图和双参数散点图。调节各参数荧光通道探测器(PMT)电压目的，是要在单参数荧光通道直方图上看到正态分布的阴性峰，设立阳性线形门，使门内细胞百分比$<2\%$;在双参数荧光通道散点图上看到阴性细胞群，如果设立十字门，使双阴性细胞百分比$>98\%$。

2) 上补偿管调节补偿：针对双色双参数以上流式检测，各参数电压调节好后，电压保持不变，依次进样补偿管(单参数荧光标记+其他颜色荧光标记同型对照)，在双参数散点图上观察图形调节荧光补偿。例如：先后进样FITC和PE单参数标记补偿管，观察FITC/PE双参数散点图。补偿正确的原则是，阴性细胞群和阳性细胞群，目视横平竖直，两者荧光中位数(median)读数差值<0.5。

3) 上样品检测管获取数据：保持电压和补偿等条件不变，上检测管(所有待测参数荧光标记管)检测，保存测定数据。

4. 数据分析　多色多参数标记数据分析原则是通过单参数直方图和双参数散点图将多色标记分析简化为单标记和双标记分析。

(1) 设门(gate)：门是FCM中重要的术语。通过“设门”圈定你所感兴趣的细胞群，在此基础上对门内细胞进行单参数、双参数或多参数分析。根据门的形状分为线性门、矩形门、圆形门、多边形门、十字门等。FSC和SSC这2个通道代表的是细胞物理特性，细胞根据大小和内部颗粒结构复杂性可以在FSC/SSC双参数图上区分出若干细胞群。常常以在FSC/SSC双参数点图圈出感兴趣的细胞群，作为流式分析中的第1个门(设门分析策略见本章第四节)。

(2) 单参数分析：细胞单个参数的测量数据可以直方图(histogram)来显示。横坐标表示逐渐增强的荧光信号或散射光信号强度值，其单位是道数(channel)，可以是线性或对数放大；纵坐标代表该信号通道内出现具有相同信号特性的细胞频率，一般为相对细胞数。

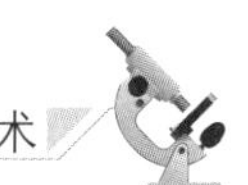

在直方图中设线形门确定分析区域后，计算机可统计出门内细胞数目(events)、门内细胞百分比(%gated)、占检测细胞总数的百分比(% total)和平均荧光强度，有算术平均数(mean)、几何均数(geo mean)、中位数(median)等统计数值。

(3) 双参数数据显示：x 轴和 y 轴分别代表了该细胞 2 个待测参数，如散射光或荧光信号相对强度值，可以是线性或对数放大。双参数图形中的每一个点都具有双参数值，可以将各细胞亚群区分开，统计分析各亚群数据。双参数图用于表达来自同一细胞 2 个参数信号强度与细胞数量间的关系，常用的表示方法有二维点图(dot plot)，二维等高线图(contour plot)和二维密度图(density plot)。①二维点图：点图利用颗粒密度反映同样散射光或荧光强度的颗粒数量。②二维等高线图：类似地图上的等高线，把相同细胞数目的点连接起来形成闭合环线，越靠近里面的曲线细胞密度越大，等高线越密集之处说明细胞数目密度变化越快。等高线图比散点图更能直观地体现细胞的分群。

第三节　流式细胞术的免疫学应用

流式细胞术的检测样品包括各种细胞(如人外周血、骨髓、实体组织、悬浮或贴壁培养的细胞)、微生物、人工合成微球等，检测大小一般在 0.5～40 μm 范围。在免疫学研究领域涉及细胞结构(大小、颗粒度、核质比例、DNA 含量和细胞周期、RNA 含量和蛋白质含量)和功能(细胞膜表面、胞质和核内抗原的表达，细胞生存、凋亡、增殖和分化，细胞因子，细胞内信号蛋白磷酸化，细胞膜电位，细胞内钙离子浓度和 pH 值)。同时，流式细胞术是分离纯化细胞亚群的有效手段。

一、免疫细胞表型分析

指用荧光素标记的单克隆抗体作为荧光探针，流式细胞仪检测不同免疫细胞群体特征性标记分子(CD Marker)，可以简便快速地分析特定细胞亚群的细胞数量和比例，了解机体的免疫功能状态，以辅助疾病诊断、治疗和随访，探索疾病的发生和发展机制。流式细胞术免疫细胞表型分析常用的 T、B 细胞亚群标记见第三章和第四章。

二、细胞内细胞因子检测

免疫细胞尤其是淋巴细胞，在受到如抗原刺激活化后会分泌细胞因子。细胞因子能够调控自身或其他细胞的分化发育和功能发挥。由于生理条件下细胞内细胞因子表达量低，不容易被流式细胞仪检测到，所以通常需要用多克隆激活剂，如 PMA(佛波醇豆蔻酸乙酸盐、蛋白激酶 C 激活剂)和离子霉素(Ca^{2+} 载体)刺激 T 细胞 4～6 h，同时使用蛋白转运抑制剂莫能霉素(monensin)或布雷非德菌素 A(brefeldin A，BFA)抑制细胞因子分泌，使细胞因子富集于细胞内。在固定透膜步骤后，以荧光标记细胞因子和细胞亚群标记物单克隆抗体组合进行多色流式细胞分析，即可定量测得某特定细胞亚群单个细胞内细胞因子水平。

三、细胞增殖检测

流式细胞术检测淋巴细胞增殖反应的方法，包括羧基荧光素二乙酸盐琥珀酰亚胺酯(carboxyfluorescein diacetate, succinimidyl ester, CFDA-SE)，即CFSE标记法、溴脱氧尿嘧啶核苷(bromodeoxyuridine, Brdu)掺入法和单克隆抗体标记分析细胞周期相关蛋白等。CFSE标记法见第三章和第四章。

Brdu是胸腺嘧啶衍生物，可代替胸腺嘧啶掺入增殖细胞新合成的DNA中，随着DNA复制和细胞分裂进入子代细胞之中。在用流式细胞仪检测前，样本细胞双链DNA需经解链处理成单链DNA以暴露Brdu，与荧光标记抗Brdu单克隆抗体结合。Brdu单参数荧光直方图可以分析进入DNA合成期(细胞周期S期)的细胞比例，从而判断细胞的增殖能力。

四、可溶性分子检测

流式细胞技术的不断发展，从以往的限于细胞或颗粒表面或胞内蛋白表达分析，发展到利用液相多重蛋白定量测定技术(cytometric beads array, CBA)检测可溶性蛋白，如细胞因子和抗体。CBA技术基本原理是基于一系列荧光强度不同的捕获微球(capture beads)，每一种捕获微球具有独特荧光强度、表面仅包被识别一种目标分子的抗体。将这些荧光强度和抗原特异性都不同的捕获微球混合物和25～50 μl待检溶液或者标准品，以及荧光素标记二抗共孵育一段时间，形成目标抗原-捕获微球-荧光素标记二抗复合物。洗涤后上机检测。使用CBA分析软件，根据FL3红光探测通道荧光强度特征定位出每种捕获微球，然后根据标记二抗的荧光素探测通道显示出的平均荧光强度，参照标准曲线，判断样品溶液中多种目标抗原浓度。CBA技术可以同时定量检测微量样品溶液中多个目标抗原。

五、免疫细胞分选

具有分选细胞装置的流式细胞仪又被称为荧光激活细胞分选仪。免疫细胞是异质群体，在需要对其中的某一细胞亚群进行功能研究时，流式细胞分选，根据标记的荧光素探针分选和纯化目标细胞，是目前获得某细胞亚群最为常用和快捷有效的手段。其主要应用有：基于细胞表型分选、基于胞内蛋白分选，如绿色荧光蛋白(green fluorescent protein, GFP)融合蛋白转染细胞分选、DNA倍体细胞分选等。纯化的细胞可进行下游的细胞培养、功能测定、动物实验和RNA/DNA蛋白抽提等。具体应用实例见第三章和第四章。

六、其他用途

(一) 细胞生存率检测

碘化丙啶(PI)和7-氨基-放线菌素D(7-AAD)是常用的DNA荧光染料，如果使用氩离子激光488 nm激发，PI发射光谱波长在610～620 nm，而7-AAD最大发射波长为650 nm。由于PI和7-AAD均不能进入细胞膜完整的细胞中，根据细胞对PI或7-AAD通透性不同，可以将活细胞和死细胞区分开，通过FSC/PI或FSC/7-aad双参数图分析细胞生存率。

（二）细胞周期和 DNA 倍体检测

一般需要将样本制成单细胞悬液，固定后，通过碘化丙啶等核酸染料对 DNA 进行染色。由于 DNA 含量与碘化丙啶结合量有量效关系，正常增殖细胞在 DNA 荧光直方图上可区分出：DNA 含量成正态分布的二倍体 G_0/G 和四倍体 G_2/M 期细胞峰，以及两者之间 DNA 含量逐渐由二倍体向四倍体增加、呈现加宽正态分布的 S 期细胞峰。通过 DNA 荧光直方图线性设门，可以了解 G_0/G_1、S、G_2/M 期细胞百分比，判断细胞增殖情况。

细胞癌变过程中染色体数目异常导致 DNA 含量异常，DNA 直方图可检出 DNA 异倍体，常以 DNA 指数(DNA index, DI)表示。DI 指肿瘤样本 G_0/G_1 峰的平均道数与人正常二倍体 G_0/G_1 峰的平均道数之间的比值，DI 为 1 意味着二倍体。流式细胞仪分析大量细胞的细胞周期和 DNA 倍体，已成为重要的肿瘤研究方法，为肿瘤诊断、疗效评价和预后预测提供参考。

（三）细胞凋亡检测

流式细胞术常用的细胞凋亡检测方法：碘化丙啶染色法检测 DNA 亚二倍体凋亡峰(因凋亡细胞 DNA 降解流失，在 G_0/G_1 细胞峰前出现低染色细胞群- DNA 亚二倍体凋亡峰)、Caspase－3 活性检测、荧光标记 Annexin V/PI 双染色法检测凋亡细胞膜表面外翻的磷脂酰丝氨酸、荧光标记抗 Br－dUTP 单克隆抗体/PI 双染 TUNEL 法(TdT mediated dUTP nick end labeling，末端脱氧核苷酸转移酶介导的 dUTP 缺口末端标记法)检测 DNA 断裂，以及单克隆抗体标记检测凋亡相关蛋白，如 p53、bcl－2、Fas 等。

第四节　应用举例：流式细胞术检测小鼠脾脏 T 细胞亚群

多色多参数流式细胞分析可用于鉴定免疫细胞表型，评价机体免疫状态。CD3 分子表达在所有 T 细胞表面。外周成熟 αβT 细胞，又可根据细胞表面表达 CD4 或 CD8 分化抗原，而分为 $CD4^+CD8^-$ 和 $CD4^-CD8^+$ T 细胞亚群，分布于淋巴结、脾脏和黏膜相关淋巴样组织，被抗原激活后分别分化为辅助性 T 细胞和细胞毒性 T 细胞，在适应性免疫应答中发挥不同效应。

【材料与试剂】

(1) 小鼠脾脏单细胞悬液制备。

(2) FACS 染色缓冲液：PBS＋0.02％叠氮钠＋1.0％胎牛血清(FCS)。

(3) FITC 标记大鼠抗小鼠 CD3 单抗(FITC－CD3，BioLegend 公司，货号 100204，0.5 g/L)，1∶200 稀释后使用/FITC 标记大鼠 IgG2b，κ 同型对照抗体(FITC－IgG2b)。

(4) PE-大鼠抗小鼠 CD4 单抗(PE－CD4，BioLgend 公司，货号 100408，0.2 g/L)，1∶100 稀释后使用/PE-大鼠 IgG2b，κ 同型对照抗体(PE－IgG2b)。

(5) APC 标记大鼠抗小鼠 CD8a 单克隆抗体(APC－CD8a，BioLgend 公司，货号 100712，0.2 g/L)，1∶100 稀释后使用/APC 标记大鼠 IgG2b，κ 同型对照抗体(APC－IgG2b)。

(6) 抗体 Fc 受体封闭剂：纯化的大鼠抗小鼠 CD16/CD32 抗体(eBioscience 公司，货号 14－0161，0.5 g/L)，1∶100 稀释使用。

(7) 12 mm×75 mm 流式管、1.5 ml EP 管、微量移液枪。

(8) 流式细胞仪。

【实验步骤】

(1) 脾细胞重悬于 FACS 染色缓冲液中，细胞浓度为 2×10^7 个/ml(相当于 1×10^6 个/50 μl)。

(2) 染色前，封闭 Fc 受体(CD16/CD32)：按照每 10^6 个脾细胞和 0.5～1 μg 小鼠 CD16/CD32 抗体比例混合，冰上孵育 15 min。

(3) 细胞染色(直接法)

1) 实验检测管抗体三色混合液：50 μl FACS 染色缓冲液中加 0.5 μl CD3 - FITC、1 μl CD8a - APC 和 1 μl CD4 - PE，混匀。

2) 同型对照管抗体混合液：50 μl FACS 染色缓冲液中加 0.5 μl IgG2b - FITC、1 μl IgG2b - APC 和 1 μl IgG2a - PE，混匀。

3) FITC 补偿管抗体混合液：50 μl FACS 染色缓冲液中加 0.5 μl CD3 - FITC 和 1 μl IgG2a - PE，混匀。

4) PE 补偿管抗体混合液：50 μl FACS 染色缓冲液中加 1 μl CD4 - PE 和 0.5 μl IgG2b - FITC，混匀。

5) 向上述各管，每管加入 FcR 封闭后脾细胞悬液 50 μl，轻轻地脉冲涡旋混合，避光冰上孵育 15 min。

(4) 洗涤：每管加入 FACS 缓冲液 2 ml，上下混匀，400 g 离心 5 min，弃上清液。重复清洗 1 次。吸净上清液。将细胞重悬于 500 μl FACS 缓冲液中，混匀后上机检测。

(5) 流式细胞仪检测：检测顺序如下为开机、启动 BD FACSuite 软件、优化仪器参数、新建“流式细胞术检测小鼠脾脏 T 细胞表面标记”实验方案(试管条件参数)。检测先后顺序：空白管或同型对照管调电压→FITC 和 PE 补偿管，调 PE 和 FITC 荧光补偿，在 FITC/PE 双参数图上横平竖直→样品检测管。按照关机程序来完成样本检测。

(6) 设门分析策略：①FSC/SSC 散点图画多边形门圈出活的淋巴细胞；②FITC - CD3/FSC 双参数散点图画矩形门从淋巴细胞中圈出 $CD3^+$ T 细胞；③APC - CD8a/PE - CD4 双参数散点图画十字门，将 $CD3^+$ T 细胞分为 4 个区域，得到 $CD3^+CD4^+CD8^-$、$CD3^+CD4^-CD8^+$ 和 $CD3^+CD4^-CD8^-$ T 细胞亚群百分比(图 10 - 3)。

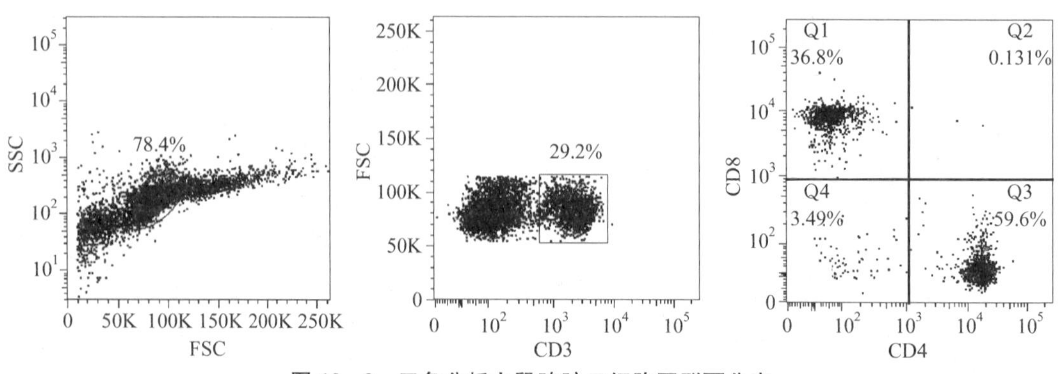

图 10 - 3　三色分析小鼠脾脏 T 细胞亚群百分率

【影响免疫表型分析的一些问题】

(1) 死细胞：死细胞可增加抗体的非特异性结合。如果分析门内死细胞>5%，就可产生错误的检测结果。因此，应制备合格单细胞悬液，保持细胞活性，尽快染色和上机检测。

(2) 抗体用量：抗体浓度是影响免疫表型分析的影响因素之一。可见生产厂商说明书中推荐用量。多色免疫表型分析荧光素的选择原则见本章相关内容。

(3) 非特异性结合：是指抗体未通过其可变区识别抗原分子发生的结合，免疫细胞表面 FcR 结合抗体是抗体非特异性结合，导致背景荧光的主要原因。因此，染色前使用 FcR 封闭剂和细胞染色后用 FACS 缓冲液清洗去除未结合荧光抗体，以及设立同型对照，均可减低背景荧光信号及其影响，增大信噪比(S/N)，并且有助于检测出抗原表达量较低的弱(dim)荧光细胞。另外，非特异性结合随着抗体浓度的增大而增加。信噪比降低，将影响检测灵敏度。

(4) 荧光染色对照：同型对照以去除抗体和 FcR 结合导致的背景荧光影响，设立阳性和阴性界标；空白对照以去除细胞自发荧光；补偿对照用于纠正不同荧光素荧光光谱重叠。流式的多色分析，尽可能选择不同激光激发、荧光颜色相互干扰少的标记抗体，以减少不必要补偿。

(5) 细胞染色过程中注意避光，防止荧光猝灭。

主要参考文献

1. 柳忠辉，吴雄文. 医学免疫学实验技术[M]. 第 2 版. 北京：人民卫生出版社，2014：132—142.

2. 王建中. 临床流式细胞分析[M]. 上海：上海科学技术出版社，2005.

3. Perfetto SP，Chattopadhyay PK，Roederer M. Seventeen-colour flow cytometry：unravelling the immune system [J]. Nat Rev Immunol，2004，4：648－55.

4. Chen X，Wang Y，Wang J，et al. Accumulation of T-helper 22 cells，interleukin-22 and myeloid-derived suppressor cells promotes gastric cancer progression in elderly patients [J]. Oncol Lett，2018，16：253－261.

（陆　青）

第十一章

免疫印迹技术

免疫印迹(immunoblotting)技术,是将十二烷基硫酸钠-聚丙烯酰胺凝胶电泳(sodium dodecyl sulfate polyacrylamide gel electrophoresis, SDS－PAGE)分离的蛋白条带从凝胶转移至膜上,并利用抗原-抗体反应和化学发光酶免疫测定技术定性和半定量分析目标蛋白或抗体的一种技术。

关于免疫印迹的最初命名为蛋白质印迹(Western blotting),有一段佳话。1975年,英国爱丁堡大学的Edwin Southern首创以其姓名命名的Southern印迹(Southern blotting)技术。该技术是将限制性内切酶消化DNA片段经琼脂糖凝胶电泳分离后转移至膜上(blotting),用放射性核素标记探针和目的DNA互补结合,使目的DNA显影的核酸检测技术。1977年,斯坦福大学的George Stark在此基础上建立检测RNA印迹技术,将其命名为Northern印迹以致敬Edwin Southern。1979年,Friedrich Miescher研究所的Harry Towbin将印迹方法应用于蛋白质检测,W. Neal Burnette遂将蛋白质印迹技术命名为Western印迹。

第一节　免疫印迹技术基本原理和流程

免疫印迹技术综合了SDS－PAGE的高分辨力、抗原-抗体反应的高特异性和化学发光酶免疫分析技术的高敏感性,尤其在对各种组织、器官或微生物来源的粗制样品中的某些特定蛋白进行鉴别和定量时,免疫印迹技术极具优势,因此被广泛应用。以下按照实验步骤的先后顺序:变性(SDS)不连续凝胶电泳(Laemmli凝胶法)、蛋白质转膜、抗体杂交和免疫检测,分别阐述各个步骤的原理和操作流程。

一、变性(SDS)不连续凝胶电泳(Laemmli凝胶法)

【实验原理】

SDS－PAGE主要根据蛋白迁移度不同对蛋白质进行分离。而蛋白质迁移度主要由电荷效应、分子筛效应以及蛋白质分子量所决定。

(1) 电荷效应:SDS－PAGE可用于分离复杂蛋白质复合物、研究蛋白质亚单位组成和分子大小、鉴定蛋白质纯度和纯化蛋白质。在进行SDS－PAGE前,需要对样品进行蛋白质变性预处理,使样品在含β-巯基乙醇(β－ME)或二硫苏糖醇(DTT)和SDS的电泳上样缓冲液(SDS-PAGE sample loading buffer)中煮沸 5 min。

1) 样品变性处理的原理：①β-ME 或 DTT 是强还原剂，能够打开链内和链间半胱氨酸残基间二硫键，使蛋白多聚体解聚为单体亚基；②SDS 是阴离子去污剂，能够破坏维持蛋白二级和三级结构的氢键和疏水力；③SDS 和解聚、松散展开成线状一级结构的蛋白多肽链按照一定的质量比通过疏水作用结合，使蛋白携带上大量负电荷，自身电荷量因而可以忽略不计；④高温处理为蛋白完全变性和解聚所必须。

2) 样品变性处理的效应：样品在加入还原剂、SDS 和高温变性处理后，不同蛋白分子间原有电荷和形状结构差异被消除，结合大量 SDS 的直线状多肽链具有相同负电荷密度，在 SDS-PAGE 时受电场力的驱动，在 SDS 变性不连续凝胶中由负极向正极泳动，其迁移度不受蛋白本身电荷和形状结构影响，主要取决于亚基的分子量。

(2) 分子筛效应：凝胶由一定浓度的丙烯酰胺(acrylamide, Acr)和交联剂 N, N′-亚甲基双丙烯酰胺(Bis)在催化剂过硫酸铵(ammonium persulfate, APS)、N, N, N′, N′四甲基乙二胺(TEMED)作用下，聚合交联而成。如图 11-1A 所示，一块垂直的聚丙烯酰胺凝胶分为上层浓缩胶(stacking gel)和下层分离胶(running gel)，蛋白在变性条件下从浓缩胶向分离胶泳动，浓缩胶和分离胶在缓冲液离子成分、pH 值、凝胶浓度及电位梯度上均不同，被称为 SDS 变性不连续凝胶电泳系统。

浓缩胶主要作用是堆积和压缩所有泳道样品，使之在浓缩和分离胶界面处于同一水平线后进入分离胶。蛋白质的迁移度和分离胶的“硬度”有关，需要根据分离目的蛋白质分子量大小选择适当“硬度”的凝胶(图 11-1B)。Acr 浓度越高，胶也越硬，换言之，Acr 和交联剂 Bis 在催化剂 APS、TEMED 作用下，聚合交联形成的网筛孔越小，对于大分子阻力大，小分子易通过，适合分离低分子量的蛋白质。如果没有分子量的具体信息，可以先从 10%～12% 分离胶开始，分离分子量 20 000～200 000 的蛋白质。

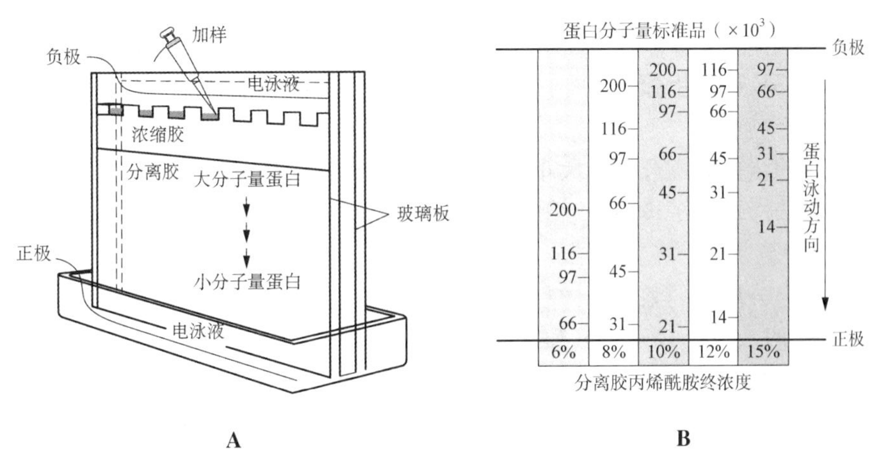

图 11-1　SDS 变性不连续凝胶电泳系统图解(A)和分离胶浓度与蛋白分子量泳动度关系(B)

(3) 蛋白泳动：变性蛋白在 SDS-PAGE 中因分子量大小差异产生不同的迁移率，从而分离成若干蛋白条带。蛋白质分子量在 15 000～200 000 之间时，其迁移率和分子量对数呈线性关系，符合以下公式：log MW＝K－bX。其中：MW 为分子量，X 为迁移率，k 和 b 均为常数。若将分子量已知的蛋白质标准品的迁移率（x 轴）和分子量对数（y 轴）作图，可获得一条标准曲线；未知蛋白质在相同条件下进行电泳，根据其电泳迁移率即可在标准曲线上求得分子量。

【材料与试剂】

（1）小型电泳装置及其他：电泳仪、垂直板电泳槽、平/凹玻璃板、封边垫条、夹子、加样梳、制胶架、水浴锅、微量加样器、烧杯、枪头等。

（2）制胶所需试剂：30％Acr－Bis 水溶液（29：1）、10％APS、TEMED、1 mol/L Tris－HCl（pH 值 8.8）、1 mol/L Tris－HCl（pH 值 6.8）、10％ SDS 和异丁醇等。

（3）Tris－Glycine SDS 电泳缓冲液（5×）：Tris 15 g＋甘氨酸 72 g＋SDS 5 g＋H_2O 至 1L，临用时加水稀释至 1×，加入电泳槽中。

（4）预染蛋白分子量标准品（prestain molecular weight marker）：即用型 2×、5× SDS－PAGE 上样缓冲液（SDS－PAGE sample loading buffer）（表 11－1）和蛋白样品。

表 11－1　2×SDS－PAGE 上样缓冲液

试剂	剂量	浓度
1M Tris－HCl（pH 值 6.8）	10 ml	100 mmol/L
β-巯基乙醇（β－ME） 或二硫苏糖醇（DTT）	2 ml 或 3.1 g	2％ 或 200 mmol/L
SDS	4 g	4％（W/V）
甘油	20 ml	20％（V/V）
溴酚蓝	20 mg	0.02％（W/V）

注：加超纯水至 100 ml，混匀，分装成 1 ml/支，－70 ℃保存。

【SDS－PAGE 实验步骤】

（1）灌制分离胶

1）根据目的蛋白质的分子量大小选择适当的分离胶浓度。

2）用 2 块洁净玻璃平板对齐后和封边垫条组装电泳装置中的玻璃平板夹层，并卡在制胶架上，防止漏胶。

3）按照所需分离胶的浓度和体积在小烧杯中依次加入水、30％ Acr、1.5 mol/L（4×）Tris－HCl（pH 值 8.8）、10％SDS 和 TEMED（表 11－2）。

4）立即温和摇匀，在 2 块玻璃板间隙沿一侧垫条边缘加入胶溶液，使胶溶液沿玻璃板流下，加至距离前玻璃板顶端约 1.5 cm 或距离梳齿约 0.5 cm 处为止。在分离胶溶液上覆盖一层异丁醇以隔离空气，有利于 Acr 聚合。添加异丁醇时应动作轻慢，保持胶溶液界面平整。

表 11-2　分离胶的制备(小型胶两块的量,共 15 ml)

试剂(ml)	分离胶丙烯酰胺终浓度				
	6%	8%	10%	12%	15%
超纯水	6	5	4	3	1.5
30%Acr-Bis(29∶1)	3	4	5	6	7.5
1 mol/L Tris-HCl, pH 值 8.8	5.7	5.7	5.7	5.7	5.7
10% SDS	0.15	0.15	0.15	0.15	0.15
10% APS	0.15	0.15	0.15	0.15	0.15
TEMED	0.012	0.009	0.006	0.006	0.006

注:丙烯酰胺交联成立体网状结构,为蛋白泳动提供载体,并具有分子筛效应。其凝固的好坏与催化剂和环境温度有关。APS 提供自由基,TEMED 是催化剂,催化自由基引起的聚合反应。

注意:①一旦添加 APS, Acr 聚合即已开始,本步骤应在数分钟内完成。②胶如果凝固过快,添加异丙醇时易造成胶界面不平,此时应适当减少 TEMED 量。

5) 静置 30～60 min,待分离胶和异丁醇层之间出现清晰的折光线后,说明分离胶已聚合。

(2) 灌制浓缩胶

1) 倾倒覆盖在分离胶上的异丁醇层,并用滤纸吸干残留水分,但不要损坏界面。

2) 制作浓缩胶溶液(表 11-3)。

表 11-3　浓缩胶的制备(小型胶 2 块,共 6 ml)

试剂(ml)	5%浓缩胶
超纯水	4.1
30%Acr-Bis(29∶1)	1.0
1 mol/L Tris-HCl, pH 值 6.8	0.75
10% SDS	0.06
10% APS	0.06
TEMED	0.006

3) 立即温和摇匀,将浓缩胶溶液加到分离胶的上面直至距玻璃板顶端 0.5 cm,插入梳子于浓缩胶溶液中。将剩余浓缩胶溶液填满梳子的空隙。

4) 室温静置 20～60 min,等待浓缩胶聚合。

注意:①制胶过程,避免产生气泡,否则胶凝固后局部会出现胶断裂。②凝固的凝胶板,可用食品保鲜膜包裹,4 ℃至少可保存 1 d。

(3) 样品处理

1) SDS-PAGE 样品制备:通常是来自体外培养细胞或组织匀浆,在加入含蛋白酶抑制剂和(或)磷酸酶抑制剂的组织/细胞裂解液(如 RIPA)之后抽提蛋白。充分裂解后离心取上清液，分装，－80 ℃保存。用 BCA 试剂盒测定蛋白浓度。

注意：如果不测定蛋白浓度，细胞沉淀弹匀后可加入 1×SDS－PAGE 上样缓冲液直接进行细胞裂解；用免疫沉淀方法富集目的蛋白后直接加入 1×SDS－PAGE 上样缓冲液进行 SDS－PAGE 电泳和免疫印迹分析。另外有售制备细胞组分（细胞质、膜/细胞器和核/细胞骨架）蛋白的商品化细胞裂解缓冲液。

2）SDS－PAGE 样品变性处理：将蛋白样品和 2×SDS 样品缓冲液等量混匀于 Eppendorf 管，管盖盖紧后煮沸 5 min。用掌上离心机快速甩下管壁和盖上蒸发水滴，涡旋混匀离心后置冰上。当样品浓度略低时，可考虑使用(5～6)×SDS 样品缓冲液。

注意：①在样品没有被煮沸，蛋白水解酶未失活之前，有关蛋白样品的操作需在冰上进行。②样品上样量过多或盐浓度过高（＞0.5 mol/L），会导致泳动条带和图形扭曲紊乱。对于 0.8 mm 宽的加样孔，上样体积最大限度是 20 μl；样品如是纯化蛋白，5～10 μg/泳道；如是细胞和组织的粗提蛋白质混合物，一般需 25～50 μg/泳道。

（4）电泳

1）用双手小心拔出梳子，防止孔边缘凝胶破裂。从制胶架上取下凝胶板，去除封边垫条，将凝胶板垂直插到电泳槽底部，使矮的平玻板在内，高的凹玻板在外，前后 2 套凝胶板构成底部密封的内槽。

2）内槽装满 1×电泳缓冲液，观察内槽液面是否下降，确认无漏液；向电泳槽外槽缓慢注入 1×电泳缓冲液，确认凝胶板底端无气泡。

3）用移液器缓缓加样，一般 10～15 μl/孔，预染蛋白标准品 5 μl/孔，避免样品外溢。样品中因含有甘油比重增大，加样时会沉降于孔底部形成一薄层。预染蛋白标准品作为分子量标记的同时，也可用于观察电泳进程、定位加样方向，和区分孔道间不同样品。

4）接通电源，凝缩胶 30 mA 定电流，10～15 min(各泳道样品被压平成一直线)；分离胶 60 mA 定电流。直至溴酚蓝示踪染料跑至分离胶底部时停止电泳，整个过程约 60 min。关闭电源，弃电泳缓冲液。

5）取出凝胶板，平放于吸水纸上。用勺柄小心撬开上方的平玻板，在凹玻板上用清洁的刀柄切除浓缩胶。必要的话，可切除凝胶一角以标记上样方向。使凝胶面向下，从边沿微微挑起凝胶，使胶顺势剥离滑入含电转缓冲液的容器中，平衡 30 min。准备蛋白质转膜。

二、蛋白转印

【原理和相关基础知识】

SDS－PAGE 结束后，需要将凝胶中根据分子量大小分离的蛋白条带转移到膜上，此过程称为蛋白转印(blotting)。蛋白电泳后转膜，目前普遍采用的是电转印法，分为半干式和湿式 2 种（图 11－2）。总的来说两者的基本原理和操作流程基本一致。半干式法是将电转印缓冲液润湿平衡的“滤纸-凝胶-膜-滤纸”三明治组合放在 2 个石墨平板电极之间。而湿式的“滤纸-凝胶-膜-滤纸”组合插入电转槽内的电转液中。半干转印相对湿式转印的一个突出优点是电转印速度快。湿式法一般需要几小时，半干式法从式法是将电转液润湿平 45 min

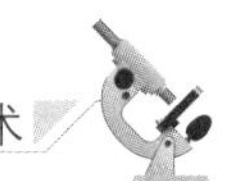

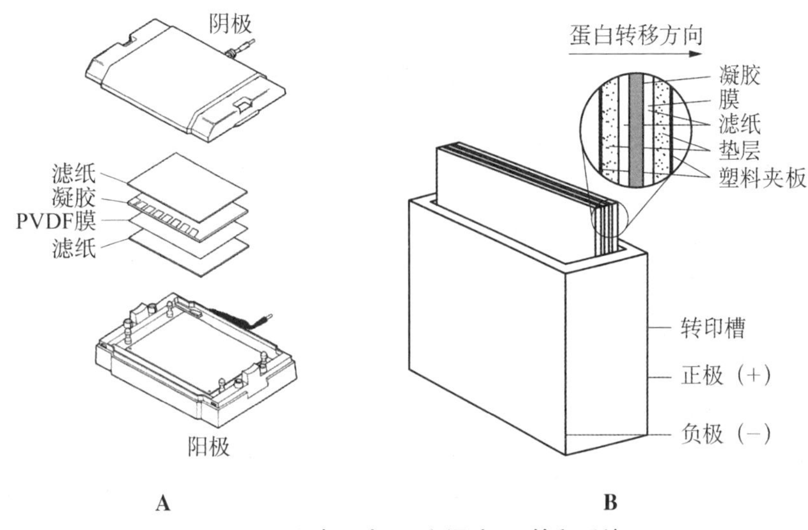

图 11-2 半干式(A)和湿式(B)转印系统

到近年开发的快速半干转印仪将电转印缩短到数分钟。对于分子量在 10 000～200 000 之间的蛋白质分子，这 2 种转印方法均可以采用，可根据实验室条件来选择。但对于分子量大的蛋白，由于转移速度相对缓慢，转膜所需要时间较长，容易出现滤纸和胶块被烤干的情况，导致转膜结果不稳定，建议采用湿式法。

转印膜目前以聚偏二氟乙烯膜（PVDF 膜）为主。PVDF 膜经甲醇预处理后带正电荷，通过静电和疏水作用与蛋白结合，结合牢固能够耐受重复多次膜洗脱和检测（re-probing）。

【材料与试剂】

（1）器具类：湿式电转印装置（电转槽、多孔塑料夹板电转盒、冷却盒、电转仪）（Bio-rad）、海绵垫、滤纸（Whatman 3MM）、0.2 μm/0.45 μm PVDF 膜、无粉手套。

（2）制作 1×Tris-Glycine 电转印缓冲液：见表 11-4。

表 11-4 1×Tris-Glycine 电转印缓冲液

试剂	剂量	终浓度
甘氨酸	14.4 g	200 mmol/L
Tris	3.0 g	25 mmol/L
甲醇	200 ml	20%
超纯水	800 ml	

注：使用前新鲜配制。

【湿式电转印主要步骤】

（1）准备：将膜裁成长宽比胶多 1～2 mm，4 张滤纸剪成和电转多孔塑料夹板大小相似。PVDF 膜以 45°缓慢浸入无水甲醇，1 min 后转至超纯水中浸泡 5 min，最后在电转液中平衡 15 min。膜均匀润湿，不能有白点。凝胶、滤纸以及海绵垫浸在电转液中待用。

(2) 安装转印盒：以下操作可在装有电转液的清洁托盘中进行。打开多孔塑料板夹，负极侧黑色夹板平放于下，海绵垫上加放1～2张滤纸和滤纸上的凝胶，再将PVDF膜覆盖在凝胶上。膜应和凝胶定位标记(如都在右上切除一角)方向一致，胶与膜紧密接触，滤纸间、滤纸和胶、胶和膜之间，都不能有气泡妨碍电转。在PVDF膜上面加盖1～2张滤纸，最后放上海绵垫，盖上正极侧红色夹板并扣紧。

注意：上述叠加过程戴手套操作，海绵垫、滤纸、胶和膜都必须在电转液中充分平衡，并保持润湿状态。

(3) 转印：将电转盒放入电转槽中，安装电转装置时需注意极性。要使多孔塑料板夹的黑面和电转槽的黑面相邻，多孔塑料板夹的红面和槽的红面相邻。加满电转液后盖上盖子，连接电源，制冷条件下定电压60 V、240 min，或定电流170 mA、120 min。

(4) 转印结束：关闭电源，取出转印盒，仍将黑的一面放在下面。取出转印膜时，应该将膜接触胶的一面朝上放入0.05%Tween 20－TBS缓冲液中漂洗5 min。准备下一步抗体杂交。

三、抗体杂交

【原理和相关基础知识】

图11－3概括了免疫印迹法利用抗原抗体反应检测目标蛋白的实验流程。转膜结束后，需要先对膜上无蛋白部分进行封闭，以防止抗体非特异性地吸附，产生非特异性背景信号干扰检测。蛋白和膜之间的非特异性吸附主要依靠疏水力，常用的封闭液有在0.05%～1%Tween20－TBS缓冲盐溶液(TBST)中添加5%脱脂奶粉、1%～5%牛血清白蛋白或5%～10%胎牛血清等。其中的Tween20是非离子型去污剂，其本身就能够以疏水力和膜非特异性结合，发挥封闭作用。封闭结束后，加入特异性抗体(通常称为一抗)和膜上蛋白质抗原孵育。洗去未结合的一抗后，再加入辣根过氧化物酶(HRP)标记的抗同种型抗体(通常称为二抗)和膜上结合的一抗Fc段反应结合。

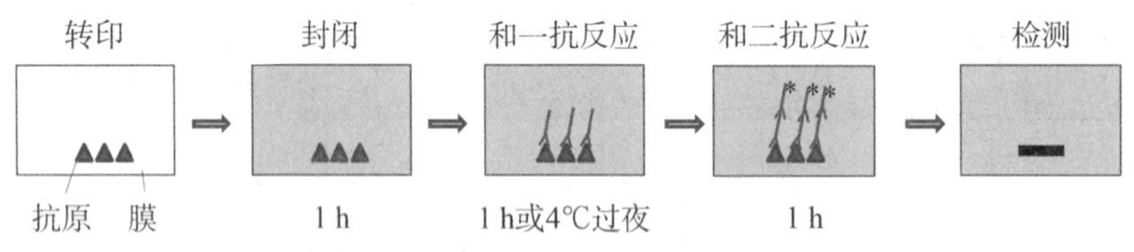

图11－3　免疫印迹检测目标蛋白示意图

抗体特异性和效价是影响实验结果的2个重要因素。抗体选择需注意是否适用于免疫印迹变性蛋白。单克隆抗体特异性高，识别单一表位，但有可能不再识别经变性处理构象发生改变的固定蛋白。而动物免疫血清特异性低于单克隆抗体，但含有针对目标蛋白上不同表位的多克隆抗体，因而和目标蛋白的结合更稳定。由于目标蛋白上可结合多个识别不同表位的抗体，实现信号扩增，检测敏感性会更高些。其次，抗体浓度对于免疫印迹实验成功与否同样重要。这是因为抗体浓度过高会产生非特异性吸附结合，杂交背景深，掩盖目标蛋白条带(信噪比低)；而过度稀释，则无法检测出目标条带。也可以根据试剂生产厂家推荐的抗体稀释度范围，优化抗体使用浓度。

【材料与试剂】

（1）器具类：抗体杂交袋、平板摇床、封口机。

（2）试剂类：0.05%Tween20－TBS、封闭液含5%脱脂奶粉或5%BSA的1×TBST、一抗、辣根过氧化物酶(HRP)标记二抗或HRP标记链霉亲和素(用封闭液稀释)。

（3）试剂配制方法：见表11－5。

表11－5　试剂配制方法

试剂	剂量	浓度
(1) 10×TBS		
Tris	12.1 g	0.1 mol/L
NaCl	87.6 g	1.5 mol/L
超纯水	800 ml	
1 mol/L HCl调pH值至7.6，超纯水定容至1 L，室温保存。10倍稀释后使用		
(2) 0.05% Tween 20－TBS(1×TBST)		
10×TBS	100 ml	1×
Tween 20	0.5 ml	0.05%V/V
超纯水	800 ml	
超纯水定容至1 L，室温保存		
(3) 封闭缓冲液		
脱脂奶粉或BSA	7.5 g	5% W/V
10×TBS	15 ml	1×
Tween20	0.15 ml	0.1%
加超纯水至150 ml		

【实验步骤】

（1）封闭：将印迹膜接触胶的一面向上放入盛有5 ml封闭液的杂交袋，封口机封口，室温振荡60 min。

注意：印迹膜和洗涤缓冲液、封闭液、抗体共孵育过程中，应确保印迹膜被溶液均匀覆盖，始终处于湿润状态。

（2）清洗：先用TBST缓冲液冲洗一下膜后，将印迹膜条悬浮于15 ml TBST缓冲液中清洗4次，每次更换新鲜的TBST缓冲液，置于摇床上轻轻震荡5 min。

(3) 一抗孵育

1) 参照蛋白标准品分子量大小，将封闭后的印迹膜切割成多个印迹膜条(节省宝贵抗体试剂用量)。切割时接触胶面朝上，定位标记保持一致。

2) 用封闭液将一抗稀释至所需浓度，将对应膜条放入杂交袋，加入 1～2 ml 稀释后一抗(未标记或生物素化抗体)溶液，封口机封口，置于摇床上轻轻振荡 4 ℃过夜。

(4) 清洗：同步骤(2)。

(5) 二抗孵育：将印迹膜条放入新的杂交袋，加入稀释后 HRP 标记二抗或 HRP 标记链霉亲和素(streptavidin－HRP)溶液，封口机封口，置于摇床上轻轻震荡，室温孵育 1 h。

注意：检测方法和敏感度不同，抗体稀释度也要作相应调整(见后文)。

(6) 清洗：用 TBS－T 洗膜 3 次，TBS 洗膜 2 次，每次振荡 5 min。

四、显色或显影

免疫印迹检测，最初采用的方法是放射性核素标记抗体和放射自显影，但存在放射危害和放射性污染问题。使用酶标二抗或链霉亲和素标记酶，结合特异性抗原抗体反应和高效专一的酶促反应，定性或半定量检测抗原是目前免疫印迹应用的主流方法。其中，辣根过氧化物酶(HRP)和碱性磷酸酶(AP)是 2 种最为常见的酶。根据酶催化的是生色底物还是化学发光底物，分为显色法(chromogen)和增强化学发光法(enhanced chemiluminescence, ECL)。

(一) HRP－DAB 显色法

【原理和相关基础知识】

辣根过氧化物酶通过作用于底物 H_2O_2，释放的 O^- 促使 DAB(3,3 二氨基联苯胺)在蛋白印迹处生成不溶于水的棕褐色沉淀条带。HRP－DAB 显色灵敏度可达 250 pg 左右；缺点是底物不稳定，需要现配现用，条带显色后光照数小时会褪色，不能永久保存，而且有弱致癌性，操作时需注意个人防护。

【实验步骤】

(1) 使用合适的方法进行免疫印迹实验，直至用 TBS/TBST 洗涤二抗。

(2) 配制 DAB 反应液：10 ml pH 值 7.6、50 mmol/L 的 Tris－HCl 缓冲液溶解 6 mg DAB。注意戴手套操作。DAB 有潜在的致癌性。临用前加入 5 μl 30% H_2O_2。

(3) 将显色液均匀滴在杂交膜条上，室温静置 1～5 min，可出现棕褐色沉淀条带。

(4) 用 Tris－HCl 缓冲液漂洗杂交膜，终止反应，风干后拍照记录结果。

(二) AP－BCIP/NBT 显色法

【原理和相关基础知识】

碱性磷酸酶的生色底物中，以 5－溴－4－氯－3 吲哚－磷酸盐/四氮唑蓝(5-bromo-4-chloro-3-indolyl phosphate/nitroblue tetrazolium, BCIP/NBT)最常用和灵敏度最高，可以达到 30 pg，产生的是深蓝色至蓝紫色沉淀(NBT－甲瓒)。

【实验步骤】

(1) 印迹膜条和一抗孵育后，用足量 Tween-TBS 清洗 NC 膜 4 次，每次平板摇床缓慢振荡 5 min。

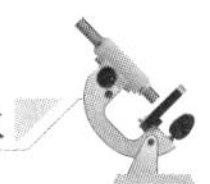

(2) 将膜条放入新的杂交袋，加入 Tween-TBS 稀释的 AP 标记二抗溶液，封口机封口，室温、平板摇床缓慢振荡 1 h。

(3) 用足量 TBS 清洗膜 4 次，每次平板摇床缓慢振荡 5～10 min。

(4) 按照试剂说明书准备底物：如 Sigma-Aldrich 的 FASTTM BCIP/NBT 片剂、溶液或即用型。

(5) 底物反应液和膜条孵育 10～30 min 显色，呈深蓝色至蓝紫色沉淀条带。

(6) 用水漂洗膜条数次以终止反应，空气干燥、保鲜膜包裹保存。

【注意事项】

(1) 用封闭液稀释一抗，封闭液可选用 1%健康动物(和二抗种属相同)血清- TBS，或者是不会干扰碱性磷酸酶检测的 BSA、血红蛋白和白蛋白等。

(2) 选用 Tris 缓冲液体系，PBS 会干扰碱性磷酸酶检测。

(三) 增强化学发光法

HRP 是化学发光免疫印迹中最常用的酶。经典的 HRP -鲁米诺化学发光体系，由过氧化物溶液和鲁米诺溶液 2 个组分组成。将这 2 种溶液等体积混合便可制备得到化学发光底物工作液。在 HRP 和过氧化物缓冲液的作用下，鲁米诺氧化并生成 3 -氨基邻苯二酸激发态中间体产物，发出光子(荧光)的同时逐渐衰变为基态。一旦酶附近的底物耗尽，荧光信号输出就会停止。

增强化学发光体系(enhanced chemiluminescence, ECL)，是在 HRP -鲁米诺发光系统中加入化学增强剂，如对 2 -碘苯酚等，可以显著增强发光信号达 1 000 倍以上，并延长发光时间，有利于提高分析稳定性、灵敏度和准确性。增强化学发光法(ECL)，荧光发射强度会在加入底物约 5 min 后达到峰值，理想情况下维持若干小时的平台期。一般而言，荧光发射强度 5～30 min 后会缓慢减弱，半衰期约 60 min。最大发射波长为 428 nm(蓝光)，可通过短暂 X 线胶片曝光显影定影或者其他成像方法，如电荷耦合器件(charge coupled device, CCD)成像仪进行检测。目前，各大厂家研制的不同系列 HRP - ECL 化学发光底物试剂盒，化学发光法灵敏度已经达到皮克(pg)至飞克(fg)级的抗原检测水平。

近年陆续开发出 AP - ECL 试剂盒，以其高灵敏度(1.2 pg)备受瞩目。常用的 AP - ECL 底物主要以环二氧乙烷类衍生物为主，如 AMPPD、Lumigen PPD 等。

LAS 系列成像装置主要由暗箱、CCD 相机、镜头及白光反射光源组成，可通过电脑软件调节焦距和曝光时间，实现瞬时影像和输出。相对于 X 线胶片曝光显影方法，CCD 法具有自动曝光、检测动态范围大、不需要胶片处理装置及暗室操作等优点，但对底物的发光强度和持久度比 X 线胶片有更高要求。

五、问题及解决策略

见表 11 - 6。

表 11－6　免疫印迹技术问题及策略

问题	可能原因	解决方法
1. 无条带显现或信号弱	(1) 转膜过程	
	1) 电转效率低	检查电转印操作是否正确：膜在转印前需在电转液中均匀润湿平衡，PVDF 膜需甲醇先预处理；电转时蛋白从胶向膜，从阴极向阳极移动，故胶和膜相对于阳极的安放顺序不能倒置；在制冷条件下电转，温度上升容易产生气泡，干扰电转；低分子量蛋白(<10 000)可能已过膜转移入滤纸，可使用孔隙大小为 0.2 μm 的膜，并相应缩短电转时间，如 70 V 电压 1.5 h 湿转而不是过夜转移；大分子量蛋白(>150 000)需要较长的转印时间，推荐使用 Tris-Acetate 凝胶和 PVDF 膜；胶中除了 SDS 以外是否含有其他表面活性剂，如高浓度 NP40 和电转液中甲醇浓度过高，都会妨碍蛋白从胶向膜转移，可降低大分子量蛋白电转液中甲醇浓度至 5%～10%；0.005%～0.01%SDS 有助于蛋白从胶迁移至膜，但不利于蛋白和膜结合；可用预染蛋白标记辅助判断电转效率
	2) 膜无法牢固结合蛋白	确认蛋白转印操作过程正确后，换用新的膜，亲水处理后重新转印
	(2) 样品	
	1) 检测前样品已经降解	选择恰当的细胞裂解液或 RIPA 缓冲液，其中含有较强的去垢剂，包含蛋白酶抑制剂和(或)磷酸酶抑制剂，裂解过程尽量低温操作；SDS 样品缓冲液可用于无需蛋白质定量的全细胞裂解。另外有制备细胞组分(细胞浆、膜/细胞器和核/细胞骨架)的细胞裂解液。样品变性处理前需置于冰上
	2) 目标蛋白不存在或表达低	SDS-PAGE 每泳道全细胞提取物 20～30 μg 总蛋白，通常足够用来检测。如果目标蛋白的基础水平，或蛋白质修饰程度低，可能需要通过化学刺激剂来诱导表达或修饰。超声处理组织提取物样品，使用细胞组分(细胞质、膜/细胞器和核/细胞骨架)的细胞裂解液、样品纯化或免疫沉淀目标蛋白等措施可提高上样样品浓度；设立阳性对照
	(3) 抗体杂交步骤	
	1) 一抗问题	抗体是否适用于免疫印迹方法；用斑点印迹确认一抗能否和固定变性的目标蛋白反应；增加或优化抗体浓度和抗原孵育时间(4 ℃下过夜)；在低亲和力抗体情况下，缓冲液可不添加 Tween20
	2) 二抗不能和一抗结合	二抗是抗一抗同种型抗体；斑点印迹确认二抗能否和一抗结合
	3) 一抗或二抗稀释度不当，和目的蛋白丰度不匹配	可根据相应文献和试剂厂家推荐的抗体稀释浓度范围，设立浓度梯度摸索出最佳抗体稀释浓度。一般而言，ECL 检测试剂盒灵敏度越高，一抗和二抗溶液需要稀释的倍数越大。HRP－ECL 检测的二抗浓度比显色法要多稀释 5～10 倍。二抗浓度过高通常是膜高背景和非特异性条带的原因，但过高甚至也会导致无条带
	4) 洗涤	在 TBST 中计时洗涤，推荐 3 次，每次 5 min

续　表

问题	可能原因	解决方法
	(4) 检测体系	
	1) 底物或酶偶联物因储存时间久，或储存不当而失活	将两者直接混合，测试底物和酶偶联物活性
	2) 底物和酶不匹配	更换底物或酶
	3) 底物工作液配制不当	H_2O_2 不稳定，需要使用前新鲜配制
	4) 存在酶抑制剂	叠氮钠抑制 HRP 活性
2. 条带弥散	(1) 上样量过多	减少上样量
	(2) 电泳问题	增加分离胶浓度；电泳缓冲液和凝胶配方是否正确；转印过程中有无气泡干扰
	(3) 抗体浓度过高	进一步稀释抗体浓度
3. 条带不均匀或有斑点	(1) 电转效率低	见“1-(1)-1)”
	(2) 没有均匀润湿膜	更换新的膜；所有的孵育过程中溶液均匀覆盖和润湿膜
	(3) 手指印	戴手套和使用清洁扁平镊子操作，避免用手直接触碰
4. 背景深	(1) 样品制备	使用新鲜、经过超声处理和澄清的组织提取物可降低背景。应将样品裂解于适当的缓冲液中，含有蛋白酶抑制剂和磷酸酶抑制剂
	(2) 电转装置污染	清洗或更换所有装置
	(3) 缓冲液污染	使用新鲜制备的缓冲液
	(4) 封闭不充分	使用新鲜制备的封闭液；延长封闭时间如 4 ℃过夜、提高浓度、用封闭液稀释抗体，更换其他封闭剂，如 TBS-T 中 1%～10%BSA
	(5) 膜的问题	所有的孵育过程中溶液均匀覆盖和润湿膜；更换厂家，使用高质量膜；戴手套和使用清洁扁平镊子操作，避免损伤膜
	(6) 洗涤不充分	使用 TBS-0.1%Tween20，洗涤不低于 3 次，每次 5 min。计时洗涤以确保准确性。增加清洗次数和洗液量
	(7) 一抗浓度过高	可根据相应文献和试剂厂家推荐的浓度范围，设立浓度梯度摸索出最佳抗体使用浓度

续 表

问题	可能原因	解决方法
	(8) 二抗浓度过高	电泳时增加一个样品孔道，抗体杂交时省略一抗仅添加二抗，如有非特异性条带存在，需要进一步稀释二抗，或更换试剂
	(9) 二抗和样品中的蛋白有交叉反应	用和样品同一种属来源的健康动物血清作为二抗稀释液
	(10) 抗体孵育时间过长	缩短孵育时间
	(11) 检测试剂	重新清洗膜 2 次，每次 10 min 后重复检测；膜上添加的底物反应液太多，倾斜印迹膜托盘，用吸水纸轻触膜边缘吸掉多余液体，但膜不能干
	(12) 曝光过度	曝光的最短时间 15 s；或印迹添加底物反应液 5～10 min 后再曝光
	(13) 样品被酶污染	将样品和底物直接混合测试酶活性

第二节　应用举例：抗 IgM 刺激 B 细胞的 IκBα 磷酸化检测

抗原或抗 IgM 通过交联 BCR 启动 B 细胞跨膜和细胞内的信号转导，最终激活细胞外调节蛋白激酶(extracellular signal-regulated kinase，ERK)、NF－κB 和 NFAT 途径，产生一系列生化反应和生物学效应，促进 B 细胞生存和活化。其中，NF－κB 通路可以促进被抗原刺激的 B 细胞的生存。BCR 刺激信号激活经典 NF－κB 通路，介导 NF－κB 抑制蛋白 IκB，特别是 IκBα 在 Ser32 和 Ser36 的磷酸化，以及随之的泛素化蛋白酶体降解途径。释放的 NF－κB1 转移入细胞核，启动靶基因转录表达，如抗凋亡基因 *Bcl*－2、*Bcl*－*xL* 和 *Bfl*－1/*A*1，因此，IκBα 磷酸化水平强弱是检测 B 细胞活化情况的重要指标。

【材料与试剂】

(1) 小鼠 B 细胞。

(2) 抗体

1) 一抗：抗 Phospho－IκBα(Ser32/36)鼠 IgG1 单克隆抗体(Cell Signaling Technology 公司)和 GAPDH 兔单克隆抗体(碧云天生物技术有限公司)。

2) 二抗：羊抗鼠 IgG1－HRP(Thermo Fisher Scientific 公司)和羊抗兔 IgG－HRP(碧云天生物技术有限公司)。

(3) 蛋白酶和蛋白磷酸酶抑制剂混合物(cocktail)(100×储存液，即用型，Sigma-Aldrich 公司)，使用前直接加入细胞裂解液，使用浓度为 1×。

(4) RIPA 细胞裂解液：使用前数分钟内加入终浓度 1 mmol/L PMSF、蛋白酶和蛋白磷酸酶抑制剂混合物(1×)，混匀后冰上放置待用。

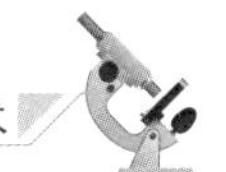

(5) 6×SDS－PAGE 上样缓冲液、BCA 蛋白定量试剂盒、彩色预染蛋白分子量标记(15 000～120 000)、抗体剥离缓冲液(Thermo Fisher Scientific 公司)、摇床。

(6) 配胶溶液和装置、电泳液和电泳仪、PVDF 膜(0.45 μm)、电转液、电转槽和电转仪(Bio-Rad)、洗涤液和 5%脱脂牛奶封闭液(见本章前述相关内容)。

(7) 超敏化学发光试剂盒(Thermo Scientific™ SuperSignal™ West Femto Chemiluminescent Substrate)：由过氧化物溶液和鲁米诺/增强液 2 部分组成，检测前将这两种溶液等体积混合便可制备得到化学发光底物工作液。

(8) ImageQuant LAS 2000 CCD 成像仪。

【实验步骤】

1. 培养细胞全蛋白提取

(1) 无菌分离小鼠脾细胞，磁珠分选静息 B 细胞(见第三章)，RPMI 1640 重悬 B 细胞浓度 10×10^6 个/ml，无菌 EP 管 0.1 ml/支分装。

(2) 加入等体积 20 μg/ml $F(ab')_2$ 抗 IgM，于 37 ℃、5% CO_2 细胞培养箱中刺激不同时间(5、10 和 30 min)。加入 0.5 ml 冰冷 PBS 重悬细胞。

(3) 4 ℃、400 g 离心 5 min 收集细胞。用手指用力弹散细胞沉淀。

(4) 每管 1×10^6 细胞加入 50～100 μl RIPA 细胞裂解液(含 1 mmol/L PMSF 和 1×蛋白酶和磷酸酶抑制剂混合物)，用移液枪上下吹打数下，冰上孵育 15 min。若细胞已充分裂解应没有明显的细胞沉淀。

(5) 4 ℃、14 000 g 离心 10 min，取上清液，即细胞全蛋白提取物(2～4 g/L)。

(6) 使用 BCA 蛋白测定试剂检测蛋白质浓度(可选)。

2. SDS－PAGE 分离蛋白和蛋白转印

(1) 将不同刺激时间点 B 细胞裂解物(等量蛋白)分别和 6×SDS 加样缓冲液混合，终浓度 1×。100 ℃煮沸 5 min，用掌上离心机短暂离心收集标本后置冰上。

(2) 上样到 10% SDS－PAGE 小型凝胶上，依次为预染彩色蛋白分子量标记和不同刺激时间点 B 细胞抽提蛋白 30 μg/泳道。稳流电泳约 60 min，至预染标记各分子量大小条带分离。取出凝胶，采取湿式法蛋白转印至 PVDF 膜上(具体操作见本章前述相关内容)。

3. 膜封闭和免疫检测磷酸化 IκBα 蛋白

(1) 取出膜，标记好凝胶方向。

(2) 室温下在摇床上用 5%脱脂牛奶封闭膜 60 min。

(3) 为节省抗体试剂，对照蛋白分子量标记，将 PVDF 膜裁剪成细条，涵盖分子量为 25 000～55 000 的蛋白。

(4) 根据发光试剂盒检测灵敏度要求，用封闭液稀释抗 Phospho-IκBα(Ser32/36)单克隆抗体(终浓度 10～200 μg/L)。将膜条放入一抗溶液中，4 ℃摇床上缓慢摇荡下过夜，确保稀释的抗体至少能在摇动的瞬间覆盖蛋白膜。

(5) 洗涤液洗膜 3 次，每次 5 min。

(6) 用封闭液稀释羊抗鼠 IgG1－HRP(终浓度 2～10 μg/L)。将膜条放入二抗溶液中，室温下在摇床上缓慢摇荡 1 h。

(7) 洗涤液洗膜 3 次,每次 5 min。

4. 化学发光试剂显色,CCD 法成像

(1) 根据说明书,等体积混合超敏化学发光试剂盒中的过氧化物溶液和鲁米诺/增强液,新鲜制备化学发光底物工作液。

(2) 用 1 ml 移液枪吸取 ECL 工作液均匀滴加至印迹膜上,确保膜被完全均匀覆盖,室温孵育 5 min。ECL 工作液使用量大约为 0.1 ml/cm^2 膜。

(3) 用平头镊夹起印迹膜,弃发光工作液,用吸水纸略吸去多余工作液。

(4) 将印迹膜蛋白面朝上,放置于 ImageQuant LAS 2000 成像仪暗箱中的托盘上,电脑软件设定后 CCD 相机自动拍摄化学发光条带图像并保存。

5. 膜洗脱和检测 GAPDH 内参

(1) 在完成 Western 化学发光检测 pIκBα 之后,可将膜条放置于 TBS 中等待洗脱抗体。

(2) 将印迹膜条置于足够量抗体剥离缓冲液中,室温漂洗 5～15 min 以去除膜上结合的一抗和二抗。TBST 洗涤后,可以开始检测内参 GAPDH 表达量,对各样本上样量进行均一化。

(3) 5%脱脂牛奶封闭后,用 GAPDH 兔单克隆抗体、羊抗兔 IgG - HRP 和 HRP - ECL 试剂检测 GAPDH 蛋白。

【实验结果】

见图 11 - 4。

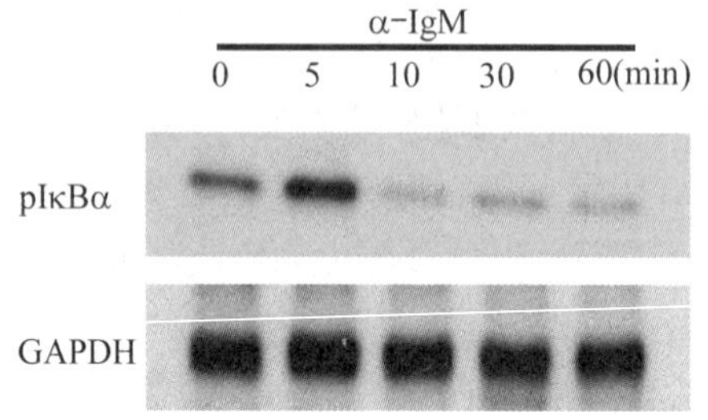

图 11 - 4　Western 印迹动态检测抗 IgM 刺激 B 细胞的 IκBα 磷酸化表达

【注意事项】

(1) 在裂解细胞过程中释放的酶,可能会造成蛋白降解和(或)去磷酸化。因此,裂解液中最好添加蛋白酶和磷酸酶抑制剂,整个操作过程应在冰上进行。

(2) 如果蛋白和(或)磷酸化蛋白表达水平低,可以考虑给予刺激诱导其表达。使用细胞组分(细胞质、膜/细胞器和核/细胞骨架)的细胞裂解液、样品纯化或免疫沉淀靶标蛋白等措施可提高上样样品浓度。

(3) 洗涤过程会影响到信噪比(特异性和非特异性背景信号比值)。一般而言,相对于 PBS, TBS 会产生更强的信号,PBS 中的磷酸根离子会干扰蛋白的磷酸化检测。而 TBS - T 中的 Tween20 有助于减少非特异性蛋白吸附,降低背景信号。

(4) 发光试剂盒的高灵敏度可达飞克级,但同时必须注意适当减少一抗和二抗或样品的用量。抗体浓度过高可能造成背景深或没有条带。

主要参考文献

1. F. M·奥斯伯，R·布伦特，R. E·金斯顿，等. 精编分子生物学实验指南[M]. 金由辛，包慧中，赵丽云，等译校. 第5版. 北京：科学出版社，2008.

2. 柳忠辉，吴雄文. 医学免疫学实验技术[M]. 第2版. 北京：人民卫生出版社，2014：60—70.

3. Ouchida R, Lu Q, Liu J, et al. FcμR interacts and cooperates with the B cell receptor to promote B cell survival [J]. J Immunol, 2015,194(7): 3096 - 3101.

（陆　青）

第十二章

免疫沉淀技术

免疫沉淀(immunoprecipitation, IP)是在传统柱式亲和色谱层析技术上发展起来,利用固定在固相支持物上的抗体,借助抗原、抗体特异性结合的特性,从复杂混合物体系中富集或纯化特定蛋白质的一种方法,是蛋白质组学研究的重要技术。利用免疫沉淀技术获得的纯化蛋白质,可进一步采用多种方法,如 ELISA、SDS - PAGE、Western 印迹、Mass Spectrometry(MS)等进行分析,以了解某一特定蛋白的存在与否、分子量大小、相对丰度及丰度的上调/下调、蛋白质稳定性等诸多特性,极大提高了蛋白质检测的特异性和敏感度(可达到 100 pg)。基于免疫沉淀技术的免疫共沉淀(co-immunoprecipitation, Co - IP)及沉降(pull - down)技术成为研究不同蛋白质之间相互作用的重要手段,在蛋白质组学研究中发挥越来越重要的作用。

基于免疫沉淀,又进一步发展出染色质免疫沉淀(chromatin immunoprecipitation, CHIP)及 RNA 结合蛋白免疫沉淀(RNA binding protein immunoprecipitation, RIP)技术,前者是目前唯一研究体内 DNA 与蛋白质相互作用的方法,后者是研究细胞内 RNA 与蛋白质结合情况的技术,是了解转录后调控网络动态过程的有力工具,有助于发现 miRNA 的调节靶点。无论是 CHIP 还是 RIP,与蛋白质结合的 DNA 或 RNA 序列还可采用基因芯片技术(microarray)、实时荧光定量 PCR 或高通量测序方法来鉴定,成为基因表达调控研究的重要手段。

本章主要介绍免疫沉淀和免疫共沉淀技术。

第一节 免疫沉淀

经典免疫沉淀法的目的是从含有不同蛋白质的样品中,分离或浓缩某一特定蛋白质。为实现这一目的,需要将该蛋白质抗原相应的抗体预先固定在固相支持物上,最常用的固相支持物是偶联了蛋白 A/G 的琼脂糖微珠(sepharose beads),又称树脂(resin)。磁珠是近年发展起来的更受欢迎的固相支持物,其具有磁性,不需离心,只需配合磁力架即可完成对固相和液相的分离,因而更快速、温和,有利于实现高通量和自动化检测。不同于琼脂糖微珠,磁珠表面没有微孔结构,表面更均一,因此产生非特异结合的可能性更小,实验的重复性更好。唯一缺憾的是,由于磁珠表面积小于琼脂糖微珠,单位体积的结合力相对略低。A 蛋白和 G 蛋白最早是从微生物(分别是金黄色葡萄球菌和链球菌)中提取的蛋白,均具有与

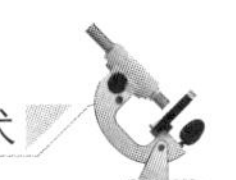

IgG 的 Fc 段结合的能力，可以与 IgG 抗体结合。目前一般使用的多数是重组的 A/G 蛋白，与天然来源相比，重组分子不仅具有更多 Fc 结合位点，还可通过减少空间位阻或减少交叉反应等，增加与抗体的结合能力。

偶联到琼脂糖基质的 A/G 蛋白可通过抗原、抗体特异性结合的特性，从蛋白质混合物体系中，与相对应的靶蛋白结合并形成抗原抗体复合物沉淀，从而实现纯化特定蛋白质的目的。

一、实验流程

免疫沉淀基本过程主要包括制备细胞裂解物、抗原抗体复合物沉淀和分离鉴定靶抗原。

（一）细胞裂解物制备

免疫沉淀的蛋白质主要来源于组织或细胞中表达的蛋白质，因此制备细胞裂解物是免疫沉淀实验首要的关键步骤。裂解细胞的方法很多，无论采用何种办法，都要考虑在充分裂解细胞的基础上，确保蛋白质的完整性和稳定性。如果组织块较大，可以在冰浴中机械研磨破碎或用超声波破碎以释放细胞内蛋白质，同时结合去污剂的作用，以破坏细胞膜结构，使膜蛋白释放溶解。如果是培养的细胞，通常可以直接裂解。去污剂包括离子去污剂和非离子去污剂 2 种。其中离子去污剂，如 SDS 可破坏蛋白质内部的疏水作用使蛋白质变性失活，而非离子去污剂对蛋白质活性影响较小，如 Triton X－100、Nonidet P－40（NP－40）和 Tween20 等。此外，在细胞裂解液中通常加入蛋白酶抑制剂如 PMSF、Peptatin、EDTA、Leupeptin 等以减少蛋白质的降解。目前有很多公司提供混合配方的细胞裂解液，其主要成分是去污剂和蛋白酶抑制剂，可根据实验需要选择不同强度的细胞裂解液。

（二）抗原抗体复合物沉淀

抗原抗体复合物-固相支持物的结合是免疫沉淀的关键。抗原、抗体可先结合，形成复合物，再与固相支持物即树脂结合，或者抗体先与树脂结合，然后再与抗原形成复合物。免疫沉淀最常用的支持物是结合了 A 蛋白或 G 蛋白的亲和树脂。需要注意的是，不同种属来源的抗体 Fc 段与 A 蛋白或 G 蛋白结合能力不同，因此做免疫沉淀分析时需要考虑到这一点（表 12－1）。可改用其他方法，如抗抗体法或者用化学法直接将纯化的抗体共价结合在树脂上，后者还会为免疫沉淀法带来好处，特别是洗脱阶段，抗体不会与抗原一起被洗脱下来，为后续的分析带来便利。

表 12－1　IgG 的种属来源及与 A/G 蛋白的结合能力

物种	亚类	蛋白 A 结合	蛋白 G 结合	蛋白 A/G 结合
人	IgG1	强	强	强
	IgG2	强	强	强
	IgG3	弱	强	强
	IgG4	强	强	强
山羊	IgG1	弱	强	强

续 表

物种	亚类	蛋白 A 结合	蛋白 G 结合	蛋白 A/G 结合
	IgG2	强	强	强
绵羊	IgG1	弱	强	强
	IgG2	强	强	强
牛	IgG1	弱	强	强
	IgG2	强	强	强
马	IgG	弱	强	强
兔	IgG	强	强	强
大鼠	IgG1	弱	中	中
	IgG2a	—	强	强
	IgG2b	—	弱	弱
	IgG3	强	强	强
小鼠	IgG1	弱	中	中
	IgG2a	强	强	强
	IgG2b	强	强	强
	IgG3	强	强	强
仓鼠	IgG	中	中	中

注：以上数据来自免疫沉淀(IP)技术指南和实验方案(Thermo Scientific 公司)。

除了直接固定，还可以采取交联剂将抗体共价连接到蛋白 A/G 的树脂上，常用交联剂为 DSS 和 BS3。交联法不仅为后续抗原分析带来便利，还可实现抗体支持物的重复多次使用。但交联法需要掌握交联剂的用量，过少可能交联效果不好，过多则会引起抗体结合位点被过度修饰，进而影响抗体与抗原的结合。当蛋白 A/G 的微珠与抗原抗体复合物结合后，通过洗涤微珠即可除去未结合的物质，剩下的沉淀即是纯化的抗原抗体复合物。

（三）分离鉴定靶抗原

传统免疫沉淀实验的分析，主要通过 SDS－PAGE、Western 印迹进行分析，最简单的方法是使用还原性上样缓冲液进行洗脱，同时可使蛋白质变性还原并用于电泳中。对于直接固定或交联免疫沉淀法，可改用非变性洗脱缓冲液(pH 值为 2.5～3 的甘氨酸缓冲液)，有助于抗原抗体复合物的解离。在此基础上，可进一步用 Western 印迹方法进行鉴定是否获得特异性的纯化抗原。

二、应用举例：免疫沉淀法分析 HL60 细胞中 *c*－*myc* 基因表达

天然状态下的蛋白质常常以微量形式存在，采用 Western 印迹法常常不能满足实验要求。免疫沉淀法利用偶联蛋白 A/G 的琼脂糖基质及特异性抗体，可实现从一个复杂蛋白质混合物中沉淀相应的微量蛋白质的目的，进一步可结合 SDS－PAGE 或免疫印迹法进行检

测分析，极大提高了蛋白质检测的特异性和敏感度（可达到 100 pg），是蛋白质功能研究的重要手段。

c-*myc* 基因是 *myc* 基因家族的重要成员之一，可使细胞无限增殖，促进细胞分裂，与多种肿瘤的发生、发展相关。本实验采用免疫沉淀法及后续的变性 SDS-PAGE 分析人早幼粒白血病细胞系 HL60 中 *c*-*myc* 基因的表达情况，从而熟悉免疫沉淀的基本流程。

【材料与仪器】

(1) Pierce® 经典免疫沉淀试剂盒（Thermo 公司，货号 26146），其中包含蛋白 A/G 加强型琼脂糖树脂，裂解/洗涤缓冲液，100×条件缓冲液，20×Tris-缓冲盐溶液，非还原型上样缓冲液，Pierce 离心柱，微量离心收集管，微量离心样品管，对照琼脂糖树脂。

(2) HL60 细胞株、鼠抗人 c-myc 单克隆抗体、磷酸盐缓冲液（PBS）、二硫苏糖醇（DTT）、蛋白标记及 SDS-PAGE 相关试剂。

(3) 微量移液器、离心机、摇床、水浴锅、冰盒等。

【实验步骤】

1. 细胞裂解液的制备

(1) 收集悬浮培养的 HL-60 细胞 10～15 ml 于离心管中，1 000 g 离心 5 min，弃上清液。

(2) 将细胞团块用 10 ml PBS 重悬，1 000 g 离心 5 min，弃上清液。

(3) 将 500 μl 冰预冷的裂解/洗涤缓冲液加到细胞团块中，吹打混匀。

(4) 冰上孵育 5 min 并不时混匀以确保充分裂解，13 000 g 离心 10 min。

(5) 将上清液转移到一个新的微量离心管中，测定并记录蛋白质浓度。

2. 细胞裂解液的预处理

(1) 添加 40 μl 对照琼脂糖树脂浆液（其中含 50%，即 20 μl 固相树脂）到离心柱中，套上收集管。

(2) 将柱子 1 000 g 离心，去除贮存缓冲液。

(3) 加入 50 μl 0.1 mol/L Na_3PO_4、0.15 mol/L NaCl，pH 值 7.2 的缓冲液至离心柱中，离心并弃滤液。

(4) 加入步骤 1 制备的细胞裂解液 0.5 mg 至含有树脂的离心柱中，在 4 ℃下孵育 0.5～1 h，同时温和地翻转柱子以混匀。

(5) 1 000 g 离心柱子 1 min，弃掉含有树脂的离心柱，保留滤液，即为经预处理的细胞裂解液。

3. 免疫复合物的制备

(1) 取 2 μg 抗 c-myc 单克隆抗体与预处理的细胞裂解液在微量离心管中混合。

(2) 用免疫沉淀裂解/洗涤缓冲液稀释上述抗体/细胞裂解液混合物至 300 μl。

(3) 在 4 ℃孵育 1 h 以上（可过夜）以促进免疫复合物形成。

注意：样品用量和孵育时间需要根据预实验进行优化。每个免疫沉淀反应总蛋白质建议量是 500～1 000 μg，可使用 Pierce BCA 蛋白质定量试剂盒测定。

4. 捕获免疫复合物

(1) 轻旋混匀蛋白 A/G 琼脂糖树脂,使用大口径或截短枪头取 20 μl 树脂浆液加入离心柱中。将柱子套上收集管,1 000 g 离心 1 min,弃滤液。

(2) 用 100 μl 预冷的裂解/洗涤缓冲液洗涤树脂 2 次,每次 1 000 g 离心 1 min,弃液体。

(3) 在纸巾上轻拍离心柱的底部以去除剩余的液体,插入底盖。

(4) 将抗体/细胞裂解液样品加入含有蛋白 A/G 加强型琼脂糖的离心柱中,盖上螺旋盖,温和上下翻转混匀或在摇床上震荡孵育 1 h。

(5) 卸下底盖,拧松螺旋盖并将离心柱置于收集管中,将柱子离心并保留滤液,在确定免疫沉淀反应成功之前不要丢弃该液体。

(6) 拧下螺旋盖,将柱子置于一个新的收集管中,加入 200 μl 裂解/洗涤缓冲液并离心。

注意:如果需要,可选用 TBS 无去垢剂缓冲液洗涤。

(7) 用 200 μl 裂解/洗涤缓冲液洗涤树脂 3 次,并且每次洗涤后都进行离心。

(8) 用 100 μl 1×条件缓冲液洗涤树脂 1 次。

5. 免疫复合物的洗脱　将含有树脂的离心柱置于一个新的收集管中,加入 2×还原型上样缓冲液,保持柱子未被塞住并且处于收集管中,在 100 ℃下孵育 5～10 min, 1 000 g 离心收集洗脱液。样品冷却至室温后即可进行 SDS - PAGE 电泳上样,每孔 20 μl。

注意:准备 50 μl 的 2×上样缓冲液(提前用超纯水将 5×样品缓冲液稀释至 2×),并添加 DTT 至终浓度为 20 mmol/L,即为还原型上样缓冲液。

6. 10%的 SDS - PAGE 电泳鉴定靶抗原

(1) 预先制备 10%的 SDS -聚丙烯酰胺凝胶(或直接购买预制胶),制胶步骤略。

(2) 蛋白标记 5 μl、经预处理的细胞裂解液 10 μl、阴性对照组洗脱液 20 μl、实验组洗脱液 20 μl 依次上样,120 V 电泳,直到溴酚蓝进入分离胶,改用 200 V 电泳继续电泳,直至溴酚蓝到达玻璃板的下缘后停止电泳。

(3) 取下凝胶移入平皿中,加入考马斯亮蓝染液,脱色摇床上染色 1～2 h,弃染液,加脱色液后继续反应直至蛋白质条带清晰后拍照留存。

【注意事项】

(1) 裂解/洗涤缓冲液的添加量与细胞团的质量密切相关。一般而言,每 50 mg 湿重细胞团块加 500 μl 裂解/洗涤缓冲液(即 10∶1 体积/质量)。如果裂解大量细胞,可首先添加 10%终体积的裂解/洗涤缓冲液到细胞团块中,用移液管/移液器上下吹打细胞团块以混匀,然后再向细胞悬浮液中添加剩余的裂解/洗涤缓冲液。如果是贴壁细胞,可根据试剂盒说明,在培养皿/板的表面酌量添加。

(2) 设置合理的对照至关重要。试剂盒提供的对照用琼脂糖树脂与蛋白 A/G 琼脂糖树脂的材料相似,可以作为阴性对照。对照组实验过程同上。

(3) 如果要求在较短的时间内进行免疫沉淀实验,可将抗体和细胞裂解液一起添加至蛋白 A/G 树脂中,一步法实现免疫复合物形成和沉淀。

(4) 含有 SDS 样品缓冲液的树脂加热后将不能被重复使用,必须丢弃。

第二节　免疫共沉淀

免疫共沉淀与免疫沉淀是相辅相成的实验技术，抗原、抗体特异性结合特性是两者共同的基础。

一、实验原理

免疫共沉淀技术通过将纯化的抗体直接固定在琼脂糖基质上，借助这一抗体与某一特定抗原（诱饵蛋白质）结合并发生沉淀，将任何与该抗原相互作用的蛋白质（目标蛋白质）共同沉淀下来，从而从细胞裂解液或其他复杂混合物中分离天然蛋白质复合体。免疫共沉淀技术是研究蛋白质与蛋白质之间相互作用的一种常用方法，也可用于蛋白复合物的研究及低丰度蛋白质的富集和浓缩。不同蛋白质之间可以是紧密结合，也可能是短暂的相互作用。无论是哪种情况，对于控制细胞生命活动均非常重要，免疫共沉淀只是其中一种经典的研究手段，既可以分析2种蛋白质在细胞内是否具体生理性的相互作用，也可以检测细胞外2种蛋白质是否存在稳定的关系。

传统的免疫共沉淀使用蛋白A或蛋白G来固定抗体，因此最终洗脱液中会含有抗体的重链和轻链，两者迁移形成的条带可能和目标蛋白质的条带发生重合而掩盖重要的实验结果。通过将抗体共价偶联至胺基的方式，不仅可以解决上述问题，还可以实现树脂的重复利用。

二、应用举例：免疫共沉淀法分析人Huh7细胞中TCTP蛋白与Skp2蛋白的相互作用

免疫共沉淀技术通过将与某蛋白质（诱饵蛋白质）具有相互作用的其他蛋白质（目标蛋白质）同时沉淀下来，进一步经变性的SDS-PAGE电泳分离及Western印迹技术，分析某目标蛋白质是否存在与其他蛋白质的相互作用或是否以蛋白复合物形式存在，是研究蛋白质之间相互作用的经典手段。

本实验采用免疫共沉淀技术，研究人肝癌细胞株Huh7中受翻译调节的肿瘤蛋白（translationally controlled tumor protein，TCTP）蛋白与人类Skp2蛋白（F-box蛋白家族成员之一）之间是否存在相互作用。

【材料与试剂】

(1) 人肝细胞癌细胞株Huh7。

(2) Thermo Scientific公司免疫共沉淀（Co-IP）试剂盒（货号26149），其中包含加强型偶联树脂、20×交联缓冲液、氰基硼氢化钠溶液（5 mol/L）、淬灭缓冲液、洗涤缓冲液、裂解/洗涤缓冲液、20×改良型杜氏PBS、100×条件缓冲液、洗脱缓冲液、非还原型上样缓冲液、Pierce离心柱（带螺帽）、微量离心收集管、微量离心样品管、对照用琼脂糖树脂等。

(3) SDS-PAGE电泳试剂及器材，包括电泳槽、电泳仪、电泳液、分离胶缓冲液、浓缩胶缓冲液、10%SDS、10%过硫酸铵、TEMED、5 mol/L DTT，预染蛋白标记、染色液、脱色

液、脱色摇床等。

(4) Western 印迹试剂及器材,包括 Bio - rad 半干转膜仪、转移液、封闭液、洗膜液、鼠抗人 Skp2、兔抗鼠 HRP - IgG 抗体、Thermo Pierce 增强化学发光检测试剂盒、超纯水等。

【实验步骤】

1. 抗体固定化

(1) 将加强型偶联树脂平衡至室温。

(2) 用超纯水稀释 20×交联缓冲液至工作浓度备用,每个免疫沉淀反应需准备 2 ml 1×交联缓冲液。

(3) 轻旋加强型偶联树脂瓶,以获得均一的悬浮液,使用大口径或截短枪头将 20 μl 树脂浆液加入离心柱中。将柱子置于一个微量离心管中,1 000 g 离心 1 min,弃滤液。

(4) 用 200 μl 1×交联缓冲液洗涤树脂,1 000 g 离心 1 min,弃滤液。

(5) 在纸巾上轻拍离心柱的底部以去除剩余的液体,插入底盖。

(6) 用足量的超纯水和 20×交联缓冲液,将 10 μg 鼠抗人 TCTP 抗体溶液体积调整至 200 μl,随后添加到含有树脂的离心柱中。

注意:对于 10 μl 浓度为 1 μg/μl 的抗体,添加 10 μl 20×交联缓冲液和 180 μl 的超纯水。

(7) 在通风橱中,向每 200 μl 的反应体系中加入 3 μl 氰基硼氢化钠溶液。

注意:氰基硼氢化钠是剧毒物,使用时要戴上手套小心操作。

(8) 盖上螺旋盖,在室温条件下于旋转器或混匀器上孵育 90～120 min,确保浆液在孵育过程中处于悬浮状态。

(9) 卸下并保留底塞,拧松螺旋帽,将离心柱放置与收集管中并离心,保存滤液以验证抗体结合效率。

(10) 取下螺旋盖,在柱中加 200 μl 1×交联缓冲液,离心弃滤液,重复上述操作 1 次。

(11) 加 200 μl 淬灭缓冲液至离心柱,离心并且弃滤液。

(12) 在纸巾上轻拍离心柱底部以去除剩余的液体,插入底盖。向树脂中加入 200 μl 淬灭缓冲液。

(13) 在通风橱中,向离心柱中加入 3 μl 氰基硼氢化钠溶液并盖上螺旋帽。轻轻摇动或上下颠倒混匀,孵育 15 min。

(14) 卸下底塞,拧松螺旋帽。将离心柱放回收集管中,离心并弃滤液。

(15) 取下螺旋盖,用 200 μl 1×交联缓冲液洗涤树脂 2 次,每次洗涤之后均需离心。

(16) 用 150 μl 洗涤缓冲液洗涤树脂 6 次,每次洗涤之后均需离心。

(17) 继续进行免疫沉淀;或者储存树脂,进行下一个步骤。

(18) 用 200 μl 1×交联缓冲液洗涤树脂 2 次,每次洗涤之后离心。

(19) 在纸巾上轻拍离心柱的底部以去除剩余的液体,插入底盖。加入 200 μl 1×交联缓冲液,盖上螺旋盖,于 4 ℃储存。如需长期存储,添加叠氮化钠至终浓度为 0.02%。

2. 细胞裂解液制备(按照贴壁细胞方案)

(1) 复苏培养人肝细胞癌细胞株 Huh7,当细胞生长良好时,计数 4×10^6 个细胞,接种至直径 10 cm 的细胞培养瓶中,待细胞生长至 100%汇合时,小心去除细胞中的培养基,用改良型杜氏 PBS 清洗细胞 1 次。

(2) 将 500～1 000 μl 冰预冷的裂解/洗涤缓冲液加入细胞中，冰上孵育 5 min 并不时混匀。

(3) 将细胞裂解液转移到微量离心管中，13 000 g 离心 10 min 以沉淀细胞碎片。

(4) 将上清液转移到一个新微量离心管中备用，测定并记录蛋白质浓度。

3. 细胞裂解液预处理

(1) 添加 40 μl 对照琼脂糖树脂浆液(20 μl 固相树脂)到离心柱中(按照蛋白浓度测定，每 1 mg 细胞裂解液 80 μl 标准进行调整)。

(2) 1 000 g 离心柱子以去除贮存缓冲液。

(3) 向柱中加入 100 μl 1×交联缓冲液，1 000 g 离心，弃滤液。

(4) 将细胞裂解液加入含有树脂的离心柱中，4 ℃下孵育 0.5～1 h，同时温和地翻转柱子以混匀。

(5) 1 000 g 离心柱子 1 min，弃含有树脂的离心柱，保留滤液，备用。

4. 免疫共沉淀

(1) 取经抗体固定化处理的离心柱(树脂)，用 200 μl 的裂解/洗涤缓冲液洗涤树脂 2 次，每次 1 000 g 离心，弃滤液。

(2) 在纸巾上轻拍离心柱的底部以去除剩余的液体，插入底盖。

(3) 将经预处理的细胞裂解液及对照样品加入离心柱中。盖上螺旋盖，室温下轻轻振荡或翻转 1～2 h 或者 4 ℃过夜。

注意：对于每个实验优化结合时间是必要的。对于大样本体积，转移抗体交联树脂至含有蛋白复合体的单独试管中。孵育结束后，每次只加 0.5 ml 的样本离心，直至所有的样本都处理完毕。

(4) 去掉底盖，松开螺旋盖，将离心柱放入收集管中，1 000 g 离心并且保存滤液以用于后续分析。

(5) 取下螺旋盖，将离心柱放入到一个新的收集管中，加 200 μl 的裂解/洗涤缓冲液并 1 000 g 离心。

(6) 再用 200 μl 裂解/洗涤缓冲液洗样品 2 次，每次洗涤之后均需离心，收集滤液进行分析，直至不含有蛋白质。如果样本中仍包含高浓度的蛋白质，则应继续进行洗涤。为了提高洗脱效率，可以使用 100 μl 1×条件缓冲液再洗涤样本 1 次。

注意：检测洗涤后的滤液方法包括 A_{280}、SDS - PAGE 或 BCA 蛋白质定量，以 A_{280} 检测最方便。

5. 免疫共沉淀洗脱

(1) 将离心柱置于一个新的收集管中，加 10 μl 洗脱缓冲液并离心。

(2) 保持离心柱于收集管中，加 50 μl 洗脱缓冲液，室温静置 5 min，不需要盖上离心柱或混匀。

注意：减少洗脱缓冲液的用量，可获得浓度更高的洗脱液，但可能会使总体产量减少。

(3) 离心并收集滤液。分析洗脱液确定是否含有抗原。如需要，可以再次洗脱(即重复 1～3 次)。单独分析每一份洗脱液，以确保抗原已被完全洗脱。

(4) 为了保持抗体偶联树脂的活性，需立即进行再生和存储树脂。

6. 树脂再生和存储

(1) 加 100 μl 1×交联缓冲液至离心柱中，离心并弃滤液，重复此操作 1 次。

(2) 插入底塞，加 200 μl 1×交联缓冲液至离心柱中，重新盖上螺旋帽，用实验室封口膜包裹管子底部，防止树脂变干。如长期储存(>2 周)，添加终浓度为 0.02%的叠氮化钠。

7. SDS-PAGE 分析的样品制备

(1) 将 5×上样缓冲液平衡至室温。通过颠倒 5～10 次轻轻混合样品缓冲液。对于还原型凝胶，在 5×上样缓冲液中添加 1 mol/L DTT，至终浓度为 100 mmol/L。

(2) 向样品中加入 5×上样缓冲液至终浓度为 1×(即将 5 μl 5×样品缓冲液加入 20 μl 样品中)。

(3) 在 95～100 ℃下孵育样品约 5 min。在进行 SDS-PAGE 电泳之前将样品冷却至室温。

8. 10%的 SDS-PAGE 电泳

(1) 预先制备 10%的 SDS-聚丙烯酰胺凝胶(或直接购买预制胶)，制胶步骤略。

(2) 从左到右，依次加样：预染蛋白标记 5 μl、经预处理的细胞裂解液 20 μl、阴性对照组洗脱液 20 μl、实验组洗脱液 20 μl，空格，预染蛋白标记 5 μl、经预处理的细胞裂解液 20 μl、阴性对照组洗脱液 20 μl、实验组洗脱液 20 μl。120 V 电泳，直到溴酚蓝进入分离胶，改用 200 V 电泳继续电泳，直至溴酚蓝到达玻璃板的下缘后停止电泳。

(3) 取下凝胶，从中间空格处切开，一半移入平皿中，加入考马斯亮蓝染液，脱色摇床上染色 1～2 h，弃染液，加脱色液后继续反应直至蛋白条带清晰后拍照留存。另一半用于 Western 印迹实验。

9. Western 印迹实验

(1) 切取大小相同的聚丙烯酰胺凝胶、PVDF 膜，其中的凝胶直接浸泡在转移缓冲液中平衡 15 min。PVDF 膜先在甲醇中活化，然后在转移缓冲液中浸泡 2～5 min。

(2) 切取和凝胶相同大小的厚滤纸 2 块，在转移缓冲液中浸泡饱和。

(3) 在半干转移装置中，从下到上依次放置厚滤纸、PVDF 膜、凝胶和厚滤纸，去除可能产生的气泡，盖紧盖子，插好电源，选择条件：Class 10%-1.3 A-25 V-8 min。

(4) 转膜结束后，取下盖子，在取出 PVDF 膜之前用铅笔做好标记，以便区分膜的上下、左右和正反面。

(5) 用 5%的脱脂奶粉封闭 2 h 或过夜。

(6) 用 1∶1 000 稀释的鼠抗人 Skp2 的单抗在抗体孵育盒中，室温反应 1～2 h。

(7) 0.2% Tween20-PBS 洗膜 3 次，每次 5～10 min。

(8) 加入 1∶2 000 稀释的兔抗鼠 IgG 抗体，室温反应 1～2 h。

(9) 同上洗膜 3 次。

(10) 增强化学发光检测试剂进行显色。

(11) 天能 5200 全自动化学发光图像分析系统进行拍照记录结果(过程略)。

【注意事项】

(1) 在免疫共沉淀实验中，对照设定至关重要，以下 3 种都可以作为阴性对照和实验组同时进行。进行结果分析时，应将实验组和阴性对照组中均出现的条带视为非特异性相互作用。

1）使用对照树脂：试剂盒提供的对照树脂与免疫共沉淀树脂的支持材料相同，但是没有被活化。这一树脂与抗体交联树脂一样操作，可作为免疫共沉淀很好的阴性对照。

2）使用淬灭抗体交联树脂：淬灭抗体交联树脂可以通过用 200 μl 淬灭缓冲液替换抗体对抗体交联树脂进行淬灭而得到，然后继续按标准流程进行操作。

3）使用无关抗体：将一个不相关的抗体与抗体交联树脂结合，然后继续按标准流程进行操作。

（2）树脂的所有离心步骤需在低速（如 1 000～3 000 g）、30～60 s 条件下操作。离心速度＞5 000 g 可能会导致树脂聚集和再悬浮困难。

（3）用对照琼脂糖树脂预洗细胞裂解液有利于减少免疫沉淀过程中的非特异性结合。

（4）PVDF 膜可采用含 0.5%～1.0% NP-40 或 0.05%～0.1% Tween 20-PBS 进行洗涤，以减少低亲和力杂蛋白质的非特异结合。

主要参考文献

1. 柳忠辉，吴雄文. 医学免疫学实验技术[M]. 第 2 版. 北京：人民卫生出版社，2013.

2. 李朝华，胡明，钱冬萌，等，免疫共沉淀联合质谱分析筛选与 HCMV IE86 相互作用蛋白[J]. 青岛大学学报(医学版)，2018，54(1)：1—5.

3. 张国寿，罗顺峰，吴燕斌，等，酵母双杂交法筛选与受翻译调节的肿瘤蛋白相互作用的蛋白[J]. 肿瘤，2011，31(9)：794—799.

4. Bonifacino JS，Gershlick DC，Dell'Angelica EC. Immunoprecipitation [J]. Curr Protoc Cell Biol，2016，1：71.

5. Lin JS，Lai EM. Protein-protein interactions：co-immunoprecipitation [J]. Methods Mol Biol，2017，1615：211-219.

（邵红霞）

第十三章

免疫疾病动物模型制备技术

动物模型的建立是为了更好地研究人类疾病,因此需要尽可能准确模拟人类的疾病过程,并且具有简单易重复的特征。动物模型建立时必须充分了解所需动物的全部信息,如种属信息、诱发条件和疾病表现等。以下介绍几种常用的自身免疫性疾病动物模型、肿瘤动物模型以及感染和过敏反应动物模型。

第一节　自身免疫性疾病动物模型

以描述器官特异性动物模型的实验方案为主,逐一介绍代表性的自身免疫性疾病动物模型的建立。

一、自身免疫性脑脊髓炎动物模型

实验性自身免疫性脑脊髓炎(experimental autoimmune encephalomyelitis, EAE)是人类多发性硬化症(multiple sclerosis, MS)的动物模型。MS 的发生主要由于机体的自身免疫系统对中枢神经系统的攻击导致,EAE 的病程和 MS 类似,均有血-脑屏障的破坏以及白质内免疫细胞的浸润。EAE 分为 2 种类型,利用髓鞘碱性蛋白(myelin basic protein, MBP)、蛋白脂蛋白(proteolipid protein, PLP)和寡树突胶质细胞糖蛋白(myelin oligodendrocyte glycoprotein, MOG)等神经元性抗原诱导的主动性 EAE,以及回输 MBP 或 PLP 刺激后的特异性 T 细胞诱导的被动性 EAE。

(一) 主动性 EAE 动物模型

主动性 EAE 是依靠神经元性抗原免疫小鼠外周免疫器官,从而导致外周免疫耐受性的破坏,神经元性抗原特异性 T 细胞在次级淋巴器官中活化。特异性 T 细胞活化后,增殖和分化为效应性 T 细胞并且从次级淋巴器官输出。神经元性抗原特异性效应 T 细胞表达整合素,因此它们能够通过血-脑屏障。在那里它们被中枢神经系统中驻扎的抗原呈递细胞重新活化,表达促炎性细胞因子 IFN-γ、IL-17、GM-CSF 和 TNF-α,直接损伤神经组织。此外,这些致病性 T 细胞还产生大量趋化因子招募非特异性免疫细胞,如 γδT 细胞、单核细胞、巨噬细胞和中性粒细胞进入中枢神经系统,激活这些炎症细胞及其介导的再次损伤是髓鞘鞘束破坏和病变形成的主要原因。

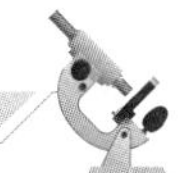

【材料与试剂】

(1) 2 g/L 神经源性抗原：MOG_{35-55}、$PLP_{139-151}$ 或 MBP_{84-104}。

(2) 不完全弗氏佐剂(incomplete Freund's adjuvant，IFA)。

(3) 结核分枝杆菌，H37Ra。

(4) 百日咳毒素。

(5) 注射器乳化接头或超声乳化仪。

(6) 1 ml 注射器。

【实验动物】

6～8 周龄 SJL/J 或 C57BL/6 小鼠，雄性和雌性均可。

【实验步骤】

1. 制备抗原

(1) 将 40 mg 结核分枝杆菌 H37Ra(4 g/L)与 10 ml IFA 混合成完全弗氏佐剂(complete Freund's adjuvant，CFA)。

(2) 将 1 ml 神经元性抗原与 1 ml CFA 混合后用注射器或者超声乳化仪乳化抗原。

2. 免疫小鼠

(1) 将小鼠背部毛发剃光。

(2) 在小鼠背部 3 个点平均注射 1 ml 抗原，一点在背正中线与两侧肩膀连线的交叉处，另外 2 点在 2 个臀部周围。

3. 评价模型　免疫 14～28 d 后，模型应建立成功，疾病评分如下。

0 级：正常小鼠。

1 级：尾无力(举起小鼠时尾巴尖部不能卷曲)或后肢无力(观察到鸭步态，步行时小鼠后肢从铁笼盖的铁丝网漏下)。

2 级：尾无力＋后肢无力。

3 级：后肢偏瘫(小鼠不再能用后肢维持臀部的姿势或行走，但能在某种程度上移动一侧或两侧肢体)。

4 级：后肢完全瘫痪(小鼠后肢完全失去移动能力，仅能用前肢拖动躯体)。

5 级：濒死状态或死于 EAE。

【注意事项】

(1) 诱导 EAE 所需的抗原和结核分枝杆菌的剂量，需要做预实验确定。

(2) 用 MBP 注射后需静脉或腹腔注射 400 ng 百日咳毒素，其他抗原则不需要。

(二) 被动性 EAE 动物模型

过继性转输效应性免疫细胞也可以诱导小鼠 EAE，称为被动性 EAE 动物模型。一般是将神经元抗原活化的 Th1 或者 Th17 细胞直接转输到同种系的小鼠体内，引起受体小鼠的 EAE 症状。虽然被动性 EAE 所致疾病的临床特征与主动性 EAE 相同且需要更多的试剂，但被动性 EAE 动物模型具有更多的优势。①被动性 EAE 动物开始病程的时间点是确定的，即为开始转输的时间；②这种模型没有抗原的存在，不会导致初始 T 细胞持续地从头激活；③这种模型可以被用作体内追踪特异性效应 T 细胞；④这种模型可以用来研究中枢神经系统免疫细胞的浸润。综上所述，被动性 EAE 动物模型是一种有价值的动物模型，可以更好地描述T细胞亚群在疾病中的作用。

【材料与试剂】

(1) 2 g/L 神经源性抗原：MOG_{35-55}、$PLP_{139-151}$ 或 MBP_{84-104}。

(2) 不完全弗氏佐剂(IFA)。

(3) 结核分枝杆菌，H37 RA。

(4) 百日咳毒素。

(5) 磷酸盐缓冲液 PBS。

(6) 完全 DMEM 培养基。

(7) 细胞培养皿。

(8) 载玻片。

(9) 75 μm 纤维网细胞过滤器。

(10) 注射器乳化接头或超声乳化仪。

(11) 注射器。

【实验动物】

6～8 周龄 SJL/J 或 C57BL/6 小鼠，雄性和雌性均可。

【实验步骤】

1. 免疫小鼠

(1) 按照前述“主动性 EAE 动物模型”中的步骤制备抗原和免疫小鼠。

(2) 7～10 d 后，处死小鼠并取出腹股沟、腘窝和腋窝淋巴结。

2. 制备单细胞悬液

(1) 用载玻片磨砂面挤压淋巴结，通过 75 μm 纤维网，制备成单个细胞悬液。

(2) 用 PBS 缓冲液冲洗纤维网收集单个细胞悬液，离心收集细胞沉淀。

(3) 将细胞置于含有 50 mg/L 神经元抗原的完全 DMEM 培养基中，放置于细胞培养皿中培养 72 h。

(4) 收集细胞，用 PBS 培养基将细胞调整为 2×10^7 个/ml。

3. 注射小鼠

(1) 给正常小鼠腹腔或者静脉注射 1×10^7 个致敏的淋巴细胞。

(2) 14～28 d 后，模型应建立成功，给予小鼠疾病评分(同“主动性 EAE 动物模型”)。

【注意事项】

(1) 抗原致敏的淋巴结体外再次活化时需要同一批次的蛋白质或合成肽，且需要合适的抗原浓度。

(2) 可以用 Con A 再次刺激引流淋巴结细胞增殖，并通过预实验来确定 Con A 刺激细胞增殖的数量。

二、炎症性肠病动物模型

炎症性肠病(inflammatory bowel disease, IBD)是一种反复发作的肠道非特异性炎症，以肠道固有层和上皮层大量炎症细胞浸润为主要病理特征，患者出现长期体重减轻、腹泻和便血的症状。IBD 分为 2 种主要的亚型：溃疡性结肠炎(ulcerative colitis, UC)和克罗恩

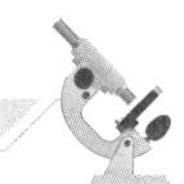

病(Crohn's disease, CD),两者在临床表现和病理特点上有所差异。模拟两种疾病的动物模型主要分为基因缺陷型、自发型、化学试剂诱导型和细胞转输型4大类。在此将分别介绍最常用的化学试剂诱导型和细胞转输型IBD动物模型。

(一) 葡聚糖硫酸钠诱导的急性肠炎动物模型

葡聚糖硫酸钠(dextran sodium sulfate, DSS)是一种人工合成的硫酸多糖,它诱导IBD的机制尚不明确,可能是依靠破坏肠上皮层导致病原菌侵袭肠道导致的类似UC的病理表现和临床特征。

【材料与试剂】

(1) 分子量36 000～50 000的DSS试剂。

(2) 高压灭菌饮用水。

(3) 大便隐血试纸。

【实验动物】

8～12周龄C57BL/6小鼠,雄性和雌性均可。

【实验步骤】

(1) 从第0天称重小鼠并记录小鼠大便状态。

(2) 给予小鼠2%～5%(W/V)含有DSS的饮用水。

(3) 第5天换成正常饮用水。

(4) 每日称重小鼠并且观察大便状态以及用隐血试纸测试是否便血。

(5) 评价疾病指数,以下3个指数做平均值。

1) 体重

0级:体重未下降。

1级:体重下降0～10%。

2级:体重下降10%～20%。

3级:体重下降>20%。

2) 大便性状

0级:正常大便。

1级:大便略松散。

2级:大便松散。

3级:腹泻。

3) 大便出血情况

0级:隐血测试阴性。

1级:无明显出血但大便隐血阳性。

2级:明显出血。

3级:便血。

【注意事项】

(1) 饮用水中DSS含量可以自由选择,剂量越大肠炎症状越明显。

(2) 肠炎和小鼠饲养环境有关,不同组的小鼠应该合笼饲养至少4周以消除环境因素的影响。

(二) $CD4^+CD45RB^{hi}$ 转输型 IBD 动物模型

这个模型最初是由 Powrie 发明的，对深入分析克罗恩病的发病机制有着重要的贡献。该模型过继性转输野生型小鼠脾脏来源的初始 $CD4^+$ T 细胞($CD4^+CD45RB^{hi}$ 细胞)进入免疫缺陷小鼠体内，6～8 周后免疫缺陷小鼠可以发生类似克罗恩病的临床症状和病理表现。这种类似克罗恩病的肠炎主要是由 Th1 细胞及其产生的 IFN－γ 和 TNF－α 介导的，同时受体小鼠非淋巴细胞也可以产生大量 TNF－α 共同维持结肠炎的病程。

【材料与试剂】

(1) 细胞分选试剂盒或流式细胞分选仪。

(2) PBS。

(3) 红细胞裂解液。

(4) 载玻片。

(5) 75 μm 纤维网细胞过滤器。

(6) 注射器。

【实验动物】

(1) 6～8 周龄 BALB/C 小鼠。

(2) 4～6 周龄联合免疫缺陷小鼠。

【实验步骤】

1. 制备细胞悬液

(1) 处死 BALB/C 小鼠并取出小鼠脾脏。

(2) 用载玻片磨砂面挤压脾脏并用红细胞裂解液破红。

(3) 细胞通过 75 μm 纤维网，制备成单个细胞悬液。

(4) 用 PBS 冲洗纤维网收集单个细胞悬液，离心收集细胞沉淀。

(5) 利用细胞分选试剂盒或流式细胞分选仪分选出 $CD4^+CD45RB^{hi}$ 细胞。

(6) 用 PBS 重悬 $CD4^+CD45RB^{hi}$ 细胞至 4×10^6 个/ml。

2. 免疫小鼠

(1) 取 4×10^5 个 $CD4^+CD45RB^{hi}$ 细胞，经腹腔注射至联合免疫缺陷小鼠体内。

(2) 检测肠炎症状(同前述 DSS 诱导 IBD 动物模型)。

【注意事项】

(1) 联合免疫缺陷小鼠必须为 BALB/C 背景。

(2) 经腹腔注射的 $CD4^+CD45RB^{hi}$ 细胞的具体个数需要预实验来确定。

(3) $CD4^+CD45RB^{hi}$ 细胞分选要小心，$CD4^+CD45RB^{hi}$ 细胞不纯会影响诱导效率。

三、自身免疫性甲状腺炎动物模型

自身免疫性甲状腺炎是一种常见的器官特异性自身免疫性疾病，其病理特征是甲状腺实质组织内免疫细胞大量浸润以及甲状腺组织被广泛破坏。自身免疫性疾病甲状腺炎的模型也分为自发型和诱导型 2 种，以下介绍一种应用最为广泛的诱导型自身免疫性甲状腺炎模型——高碘诱导的实验性甲状腺炎模型。

摄入大量的碘是现实生活中自身免疫性甲状腺炎发病的主要原因之一，主要是因为碘

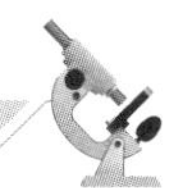

可以结合甲状腺球蛋白生成碘化甲状腺球蛋白，具有很强的免疫原性，诱导自身的T细胞和B细胞对甲状腺形成自身免疫攻击。因此我们利用碘化钠（NaI）诱导实验性甲状腺炎模型。

【材料与试剂】

（1）NaI粉剂。

（2）高压灭菌饮用水。

【实验动物】

6～12周龄NOD. H－2^{h4}小鼠，雄性和雌性均可。

【实验步骤】

（1）给予小鼠0.08%（W/V）含有NaI的饮用水。

（2）第8～10周获得疾病小鼠。

（3）处死小鼠后获取甲状腺。

（4）观察大体的增大情况并做病理切片。

（5）评价疾病指数：血清中甲状腺球蛋白（thyroglobulin，TG）、甲状腺过氧化酶（thyroid peroxidase，TPO）、促甲状腺激素受体（thyrotropin receptor，TSHR）、甲状腺激素（thyroid hormone，T_3、T_4）的表达。

【注意事项】

（1）NaI的用量需要预实验来确定。

（2）必须使用NOD. H－2^{h4}小鼠进行模型诱导。

四、胶原诱导性关节炎动物模型

胶原诱导的大鼠和小鼠关节炎与炎症性多关节炎有关，其临床病理特征与人类类风湿关节炎相似。本节描述的是一种完全弗氏佐剂乳化的牛Ⅱ型胶原蛋白免疫小鼠诱导的关节炎模型。该模型不仅对研究类风湿关节炎的潜在发病机制有价值，而且可作为评价治疗类风湿关节炎的药理学策略的工具。

【材料与试剂】

（1）鸡或牛的Ⅱ型胶原（Collagen type Ⅱ，CⅡ）片段：MOG_{35-55}、$PLP_{139-151}$或MBP_{84-104}。

（2）不完全弗氏佐剂（IFA）。

（3）结核分枝杆菌，H37Ra。

（4）注射器乳化接头或超声乳化仪。

（5）1 ml注射器。

【实验动物】

DBA/1，B10. Q小鼠，B10. RIII小鼠或C57BL/6小鼠。

【实验步骤】

1. 制备抗原

（1）将40 mg结核分枝杆菌H37Ra（4 g/L）与10 ml IFA混合成完全弗氏佐剂（CFA）。

（2）将100 μg CⅡ与100 μg CFA混合后用注射器或者超声乳化仪乳化抗原。

2. 免疫小鼠

(1) 在小鼠尾部注射0.1 ml抗原。

(2) 在初次免疫2～3周后需用50 μg CⅡ和IFA的乳化剂再次免疫。

3. 疾病评分　关节炎症状应在3～5周后出现，疾病高峰期在第6周出现。

0级：无红斑和肿胀。

1级：红斑和轻度肿胀局限于足中段或踝关节。

2级：红斑和轻度肿胀从踝关节蔓延到足中段。

3级：红斑和中度肿胀从踝关节蔓延到跖关节。

注意：红斑和重度肿胀包括了踝、足和趾。

【注意事项】

(1) 不同的小鼠易感性不同，尽量选择 H－2^q(DBA/1 和 B10. Q 小鼠)，H－2^r(B10. RIII 小鼠)或 H－2^b(C57BL/6 小鼠)。

(2) CⅡ乳化应在冷藏条件下进行。

第二节　肿瘤动物模型

肿瘤作为人类常见病和致死率最高的疾病，其发病机制、治疗和预防的方法一直是包括免疫学在内各学科研究的热点。肿瘤动物模型包括自发型模型、化学试剂诱导的模型、皮下移植性或原位移植模型以及转移模型，以下重点介绍后3种动物模型。

一、化学试剂诱导的大肠癌小鼠模型

化学试剂较好地模拟了人类的肿瘤环境因素，常用的致癌剂有亚硝酸类、黄曲霉素类以及芳香类化合物。

化学诱变剂氧化偶氮甲烷(azoxymethane，AOM)是二甲基肼的下游代谢物，它是一种可以通过烷基化DNA而促进碱基错配，引发癌症的化学物质。AOM联合DSS可以诱导大肠癌小鼠模型，因其造价低廉易于重复，一直被广泛使用。

【材料与试剂】

(1) 分子量36 000～50 000的DSS。

(2) AOM。

(3) 去离子水。

(4) 高压灭菌饮用水。

(5) PBS。

【实验动物】

8～12周龄C57BL/6小鼠，雄性和雌性均可。

【实验步骤】

(1) AOM处理：AOM用去离子水配置成10 mg/ml储存液，使用前用PBS 1∶10稀释。在第1天给予小鼠10 mg/kg体重AOM。

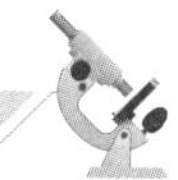

(2) DSS 诱导

1) 首日给予小鼠 3.5%(W/V)含有 DSS 的饮用水。

2) 第 8 天换成正常饮用水。

3) 第 22～29 天再次给予 3.5%(W/V)含有 DSS 的饮用水。

4) 第 29 天换成正常饮用水。

5) 第 43～50 天再次给予 3.5%(W/V)含有 DSS 的饮用水。

(3) 每天称重小鼠并且观察大便状态以及用隐血试纸测试是否便血。

(4) 观察大肠成瘤情况,大体和 H&E 染色可见。

【注意事项】

(1) DSS 含量可以自由选择,剂量越大肠炎症状越明显,肠癌成瘤越容易。

(2) 肠癌和小鼠饲养环境有关,不同组的小鼠应该合笼饲养至少 4 周。

二、移植性肿瘤动物模型:皮下移植瘤小鼠模型

移植性肿瘤是将鼠源化的人类肿瘤细胞种植于小鼠皮下,从而引起小鼠局部成瘤的经典肿瘤模型。其优势在于肿瘤的生物学特性明确且稳定,成瘤周期短易于重复,目前已经成为肿瘤免疫学必不可少的工具。

皮下移植是肿瘤异位移植最为常见的类型,操作简便,易于观察且个体差异较小,因此被广泛使用中。

【材料与试剂】

(1) 鼠源化肿瘤细胞株,比如 LLC 或 4T1 等。

(2) PBS。

【实验动物】

6～8 周龄裸鼠,野生型 BALB/C 小鼠或 C57BL/6 小鼠,雌雄均可。

【实验步骤】

(1) 将肿瘤细胞悬液制备成 4×10^6 个/ml。

(2) 用 0.75%的戊巴比妥钠麻醉小鼠。

(3) 皮下注射 0.1 ml 肿瘤细胞。

(4) 约 1 周后开始成瘤。

【注意事项】

(1) 裸鼠因为 T 细胞缺陷,是最易成瘤的小鼠。

(2) 肿瘤细胞系必须选择鼠源化细胞株。

(3) 皮下注射点尽量集中。

三、转移性肿瘤动物模型:B16 - F10 实验性肺转移模型

转移侵袭是恶性肿瘤成长特点之一,由此造成的高病死率和复发率一直是肿瘤治疗的障碍。因此动物转移模型具有很大的应用价值。肿瘤动物转移模型分为自发性和实验性 2 大类。下面重点介绍小鼠黑色素瘤实验性肺转移模型。

黑色素瘤 B16 - F10 细胞是肺高转移瘤细胞株,静脉注射后主要形成肺转移灶。该模

型反映了人类肿瘤细胞经血液转移的过程。

【材料与试剂】

(1) 处于对数生长期的 B16 - F10 细胞株。

(2) 1 ml 注射器。

【实验动物】

6~8 周龄 C57BL/6 小鼠,雌雄均可。

【实验步骤】

(1) 将肿瘤细胞悬液制备成 1×10^6 个/ml。

(2) 尾静脉注射小鼠约 0.2 ml 肿瘤细胞。

(3) 约 3 周后处死小鼠,取小鼠肺部观察和制作病理切片。

【注意事项】

(1) 肿瘤细胞务必保证不成团,否则造成肺栓塞。

(2) 尾静脉注射成功率很重要,需提前练习。

第三节　其他疾病动物模型

除了自身免疫性疾病和肿瘤动物模型,还有其他高度模拟人类疾病的动物模型,例如过敏性动物模型以及感染性动物模型。

一、气道高反应性动物模型:OVA 诱导的支气管哮喘小鼠模型

气道高反应性(airway hyper reactivity, AHR)指的是气道对各种刺激因子出现过强或过早的收缩反应。这种刺激在正常人呈无反应状态或反应程度较轻,而在某些群体的人受外界刺激就会引起明显的支气管狭窄,表现为气道收缩引起咳嗽、喘息、呼吸困难,称为气道高反应性。这种群体的患者以慢性支气管炎和支气管哮喘最为常见。因此建立支气管哮喘动物模型以便研究疾病的机制和治疗手段尤其重要。

支气管 AHR 的模型种类很多,常见的有卵清蛋白(ovalbumin, OVA)、木瓜蛋白(papain)以及尘螨(house dust mite, HDM)诱导的小鼠模型。下文举例最常用且易行的 OVA 诱导的支气管哮喘小鼠模型。

OVA 提取自鸡蛋清卵清蛋白,造价低廉。虽然 OVA 并不是人类哮喘的变应原之一,但在诱导动物模型时,其与明矾佐剂混合后可以诱导强烈、持久的呼吸道过敏反应及 AHR,并产生变应原特异性 IgE 和 IgG 等抗体,以及具有嗜酸性粒细胞肺部组织浸润等特征,可以较为真实地模拟人类哮喘。

【材料与试剂】

1. 试剂　无内毒素 OVA, PBS,无菌氢氧化铝,70%乙醇。

2. 仪器和耗材　注射器和针管,立式圆筒形振荡器(end-over-end rotator)。

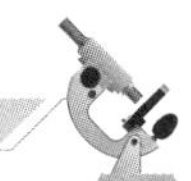

【实验动物】

6～8 周龄，SPF 级 BALB/C 小鼠或 C57BL/6 小鼠，雌性和雄性均可。

【实验步骤】

1. 准备 OVA 溶液

(1) 用无菌 PBS 将 OVA 溶解成 20 mg/L，共 500 μl，加入 2 g/L 明矾。

(2) 在室温下，用立式圆筒形振荡器旋转 30 min。30 min 后，应获得乳白色悬浮液。

2. 致敏(第 0 天和第 7 天)

(1) 第 0 天：腹腔注射 500 μl OVA/明矾混合液。

(2) 第 7 天：重复上一步骤。

3. 准备 OVA 溶液　在无菌 PBS 中制备 1%(W/V)稀释的Ⅲ级 OVA。

4. 致敏(第 14 天和第 16 天)　使用喷雾器，每日在吸入室中雾化 10 ml 1%的 OVA，连续 3 d。

5. 收集肺泡灌洗液和器官

(1) 小鼠处死后用 20G 的软性注射器插入小鼠气管，注射 1 ml PBS 后吸出灌洗液。

(2) 获取小鼠肺，做流式或病理分析。

【注意事项】

(1) 准备 OVA 溶液需要全程无菌操作。

(2) 注射 PBS 入肺需轻柔，防止漏出。

二、接触性皮炎动物模型

接触性超敏反应(the contact hypersensitivity, CHS)模型是一种常见的研究细胞介导的超敏反应的工具。CHS 反应分为 2 个不同的阶段：传入相和传出相。在传入期致敏阶段，动物表皮接触过敏原，暴露的真皮树突细胞和朗格汉斯细胞从皮肤迁移到引流淋巴结，在那里它们将半抗原呈递给 T 细胞。在传出或激发阶段，动物再次暴露于用于初次致敏的接触性过敏原，此时特异性 T 细胞被转运至抗原沉积的位置，引发强烈的皮炎反应——CHS。

CHS 反应通常用于研究 T 细胞介导的免疫反应，现在其他参与了诱导过程的细胞如 B 细胞也被广泛研究中。

【材料与试剂】

(1) 100%乙醇(EtOH)。

(2) 恶唑酮(4-Ethoxymethylene-2-phenyl-2-oxazolin-5-one, oxazolone)。

(3) 3%恶唑酮溶于 EtOH 中。

(4) 手术器械。

【实验动物】

6～8 周龄，SPF 级 BALB/C 小鼠或 C57BL/6 小鼠，雌性和雄性均可。

【实验步骤】

1. 接触性超敏反应(致敏作用)

(1) 去除小鼠背部毛发。

(2) 用吸管在腹部皮肤上皮涂抹 100 μl 3%的恶唑酮。

(3) 控制小鼠 3～5 s,使溶液晾干。

2. 接触性超敏反应(诱导)

(1) 过敏原致敏 5 d 后,使用卡尺测量耳郭厚度。

(2) 随后立即用吸管分别给予两边耳郭的两面涂抹 10 μl 3%的恶唑酮。

3. 病理分析　24 h 后,收集耳部皮肤进行病理分析。

【注意事项】

(1) 雌性小鼠比较温顺,用于制作模型更佳。

(2) BALB/C 小鼠更佳,其他种属效果欠佳。

三、内毒素诱导的小鼠菌血症模型

脓毒症(sepsis)是一种复杂而常见的感染引起的炎症反应。它代表了一种非常严重的免疫系统反应,在脓毒症过程中激活了炎性级联免疫反应以及补偿性的抗炎反应。脓毒症的动物模型也有好几种类型,在此介绍一种最常用的小鼠模型。

内毒素,又称脂多糖(lipopolysaccharide, LPS),是革兰阴性细菌外膜的组成部分。它参与脓毒症的发病机制,在危重患者中,血清内毒素浓度的升高是指脓毒症的发展,与疾病的严重程度和致死率有关,因此 LPS 被广泛用于与脓毒症相关的研究。LPS 是一种稳定的化合物,可以以冻干的形式储存,通常通过静脉、腹腔或气管内注射的方法,建立最简单的脓毒症模型。

【材料与试剂】

(1) LPS。

(2) PBS。

【实验动物】

6～8 周龄,SPF 级 BALB/C 小鼠或 C57BL/6 小鼠,雌性和雄性均可。

【实验步骤】

(1) C57BL/6 小鼠静脉注射 0.004～4 mg/kg LPS。

(2) BALB/C 小鼠静脉注射 3～10 mg/kg LPS。

(3) 24 h 后取小鼠外周血和全身器官进行免疫学检测。

【注意事项】

全程注意无菌操作。

主要参考文献

1. 曹雪涛. 免疫学技术及其应用[M]. 北京：科学出版社,2010.

2. McCarthy DP, Richards MH, Miller SD. Mouse models of multiple sclerosis: experimental autoimmune encephalomyelitis and Theiler's virus-induced demyelinating disease [J]. Methods Mol Biol, 2012,900: 381-401.

3. Wirtz S, Neufert C, Weigmann B, et al. Chemically induced mouse models of

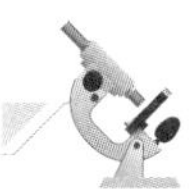

intestinal inflammation [J]. Nat Protoc, 2007,2(3): 541 - 546.

4. Mizoguchi A. Animal models of inflammatory bowel disease [J]. Prog Mol Biol Transl Sci, 2012,105: 263 - 320.

5. Kong YC. Experimental autoimmune thyroiditis in the mouse [J]. Curr Protoc Immunol, 2007, Chapter 15: Unit 15.17.

6. Wagner S, Bindler J, Andriambeloson E. Animal models of collagen-induced arthritis [J]. Curr Protoc Pharmacol, 2008, Chapter 5: Unit 5.51.

7. Neufert C, Becker C, Neurath MF. An inducible mouse model of colon carcinogenesis for the analysis of sporadic and inflammation-driven tumor progression [J]. Nat Protoc, 2007,2(8): 1998 - 2004.

8. Yang S, Zhang JJ, Huang XY. Mouse models for tumor metastasis [J]. Methods Mol Biol, 2012,928: 221 - 228.

9. Zhao GJ, Xu LX, Chu ES, et al. Establishment of an orthotopic transplantation tumor model of hepatocellular carcinoma in mice [J]. World J Gastroenterol, 2012,18(47): 7087 - 7092.

10. Debeuf N, Haspeslagh E, van Helden M, et al. Mouse models of asthma [J]. Curr Protoc Mouse Biol, 2016,6(2): 169 - 184.

11. Allen IC. Contact hypersensitivity models in mice [J]. Methods Mol Biol, 2013, 1032: 139 - 144.

12. Martin SF. Induction of contact hypersensitivity in the mouse model [J]. Methods Mol Biol, 2013,961: 325 - 335.

13. Fink MP. Animal models of spesis and its complications [J]. Kidney Int, 2008, 74(8): 991 - 993.

14. Thomas RC, Bath MF, Stover CM, et al. Exploring LPS-induced sepsis in rats and mice as a model to study potential protective effects of the nociceptin/orphanin FQ system [J]. Peptides, 2014,61: 56 - 60.

（汪路曼）

第十四章

凝集和沉淀反应

抗原抗体检测技术是建立在抗原、抗体特异性结合(抗原抗体反应)基础上的一系列检测技术。经典免疫学抗原、抗体检测技术主要包括凝集试验(agglutination test)、沉淀反应(precipitation reactions)和补体活性检测技术(detection technique for complement activation)等,在早期免疫学发展中起到了重要作用。1896 年,Widal 发现在一定浓度的伤寒杆菌中加入伤寒患者血清可导致伤寒杆菌发生特异的凝集现象,此即肥达试验(Widal test),是最早用于病原体感染诊断的免疫凝集试验。1897 年 Kraus 发现将细菌培养液与其相应的抗血清混合可出现肉眼可见的沉淀反应,奠定了沉淀反应的基础。虽然经典免疫学抗原、抗体检测技术灵敏度不高,但操作方法简单,结果直观,其中的一些实验方法在基础医学研究以及临床检验和诊断中依然有较广泛的应用。

第一节　抗原抗体反应

一、抗原抗体反应的基本特点

抗原和抗体结合为非共价键结合,是基于 2 个分子间静电引力、范德华引力、氢键和疏水作用等所致的空间立体结构互补。因此,抗原抗体反应是一个动态平衡和可逆的过程,具有以下特点。

1. 特异性　抗原和抗体结合具有高度特异性,即一种抗原(表位)只能与由它刺激产生的抗体发生特异性结合反应。抗原、抗体结合,特异性越强,其亲和力也往往越高。这一特点也是免疫学诊断的基础。

天然抗原结构复杂,常具有多种抗原表位,刺激产生多克隆抗体,分别针对同一抗原上不同的抗原表位。当不同抗原间存在相似抗原表位(交叉抗原)时,会发生交叉反应。

2. 比例性　是指抗原抗体反应形成免疫复合物的大小和抗原与抗体的相对比例有关。前带是指溶液中抗体量保持恒定和过剩的情况下,伴随抗原量逐渐增加,抗原、抗体结合形成免疫复合物的量越来越多;当抗原量增加至两者浓度达到最适比例,即等价带(equivalence zone)时,溶液中的多价抗原和抗体相互交联形成晶格(lattice)状的大分子免疫复合物。等价带之后,抗原量继续增加,反而会倾向形成小分子免疫复合物(后带)。抗原和抗体只有在浓度比例最合适的等价带,可见反应最明显。在等价带的左侧(前带)或右

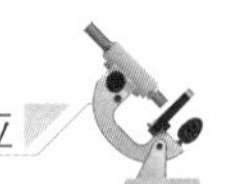

侧(后带),抗体或抗原相对过剩越多,越容易形成可溶性小分子免疫复合物,可见反应越不明显(图 14-1)。1977 年,Green 把这种前后带现象称为钩状效应(hook effect)。钩状效应也是导致检测抗原或抗体时易出现假阴性结果的原因。

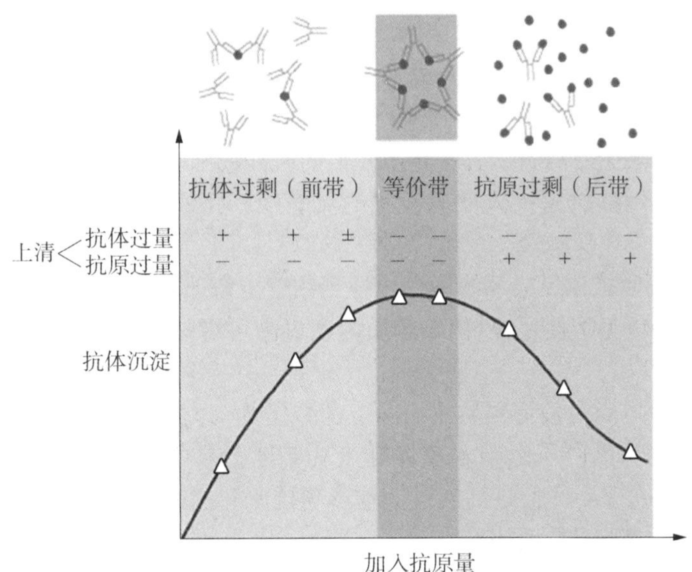

图 14-1　抗原抗体反应中两者分子比例的关系

3. 可逆性　抗体的亲和力(affinity)是指抗体的一个抗原结合部位与相应的抗原表位互补结合的强度,其大小用抗体亲和常数(affinity constant, Ka)表示,计算公式如下:

$$Ka=[Ag-Ab]/[Ag][Ab] \qquad \text{公式(14-1)}$$

式中 Ka 为亲和常数;[Ab－Ag]为免疫复合物浓度;[Ab][Ag]为游离抗原或抗体浓度。一般而言,亲和常数大于 $1\times10^{8}/M$ 的抗体是高亲和力抗体。

整个抗体分子与抗原表位之间结合的强度,用亲合力(avidity)表示。

抗原、抗体结合形成的复合物在一定条件下可发生解离,恢复抗原、抗体的游离状态,即为可逆性。影响结合稳定性的环境因素有离子强度、酸碱度和温度。在 pH 值<4 或>10.5、反复冻融、高盐等情况下,抗原抗体复合物可发生解离。解离后的抗原和抗体,不论是结构、生物学活性及其他特性与未结合前基本保持一致。亲和层析技术纯化抗原或抗体即基于此特性。

4. 阶段性　经典的抗原抗体反应可以分为 2 个阶段。第 1 阶段为抗原、抗体特异性结合形成可溶性免疫复合物,主要基于分子结构互补;受抗原、抗体特异性和结合力影响,在几秒到几十秒内瞬间完成,特点是快速和不可见。第 2 阶段为形成肉眼可见凝集或沉淀反应,需要几十分钟到数小时甚至更长时间。受抗体亲和力、抗原和抗体浓度以及相对比例、反应体系中电解质盐浓度、pH 值和温度等影响。

二、抗原抗体反应的影响因素

抗体是球蛋白,大多数抗原是蛋白质。由于蛋白质是两性电解质,在水溶液中带有电荷。静电作用使得蛋白质分子周围形成带相反电荷的双电层和由极性基团吸附水分子形成的水化层,蛋白质分子彼此相互排斥不会靠拢聚集,成为亲水胶体。当抗原抗体反应形成免疫复合物,蛋白质表面电荷减少或消失,双电层和水化层遭到破坏,胶体稳定性会降低。

利用抗原和抗体的胶体特性,在一定 pH 值的缓冲液和电场中,使抗原和抗体带一定电荷作定向移动,可以增加抗原抗体反应检测的灵敏度。此外,抗原抗体反应还受到以下因素的影响。

(1) 电解质:抗原抗体反应系统中存在适当浓度电解质可中和抗原、抗体表面电荷,破坏水化层,促进出现可见沉淀反应,但电解质浓度过高可因盐析作用引起抗原、抗体非特异性沉淀。

(2) 酸碱度:等电点是使蛋白质表面净电荷数量为 0 时的溶液 pH 值。每种蛋白质都有各自的等电点,此时蛋白质由亲水胶体转变为疏水胶体。抗原抗体反应一般在 pH 值 6.0～9.0 的条件下进行,pH 值过高或过低均影响抗原和抗体的理化特性,抗原抗体复合物可发生解离,或产生非特异性反应。

(3) 其他:通常温度升高可促进抗原抗体反应,但温度过高(>56 ℃)则可使抗原、抗体变性影响结合。此外适度震荡也可促进抗原、抗体结合。

三、抗原抗体反应类型

根据抗原不同特点,经典抗原抗体反应可分为以下几种类型。

(一) 凝集反应

1. *直接凝集反应* 颗粒性抗原如细菌、红细胞等,与其相应抗体发生特异性结合后,在适量电解质存在下,可出现肉眼可见的凝集现象,即直接凝集反应(direct agglutination reaction)。常用的实验方法有玻片法和试管法 2 种。①玻片法为定性试验,方法简便、快速,如菌种鉴定和人 ABO 血型鉴定等。②试管法为半定量试验,将受检血清在试管中进行系列稀释,加入已知颗粒抗原,观察凝集程度。试管法可用于病原微生物感染的辅助诊断,如临床诊断伤寒或副伤寒的肥达试验。

2. *间接凝集反应* 间接凝集反应(indirect agglutination)是先将可溶性抗原或抗体吸附在一种载体颗粒上,然后再与抗体或抗原直接反应,在适宜电解质存在条件下,出现特异性凝集现象。常用的载体有动物或人红细胞、细菌和多种惰性颗粒如聚苯乙烯乳胶、活性炭和明胶颗粒等。乳胶凝集试验在临床检验中较为常用。例如,类风湿因子(rheumatoid factor, RF)是以变性 IgG Fc 为靶抗原的自身抗体,RF 检测对类风湿关节炎(RA)患者的鉴别诊断和治疗有重要意义。乳胶凝集试验是检测 RF 的常用方法之一:在系列稀释的待检血清试管中各加入 1～2 滴 IgG 乳胶颗粒,观察乳胶颗粒是否凝集。此方法只能定性或半定量,灵敏度和特异性均不高。

3. *Coombs 试验* 又称抗球蛋白试验(antiglobulin test),是指用抗人球蛋白作为第二

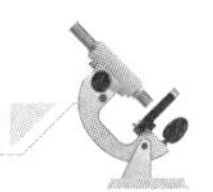

抗体检测红细胞不完全抗体的方法。其中，直接 Coombs 试验检测结合在红细胞表面的红细胞不完全抗体，间接 Coombs 试验检测血清中游离的红细胞不完全抗体。红细胞不完全抗体，主要是经输血或妊娠等遭遇同种异型抗原刺激后产生的红细胞抗体，如引起新生儿溶血症的母体抗 Rh IgG 类抗体。不同于天然血型 IgM 类抗体，红细胞不完全抗体分子量较小，主要是 7S IgG，无法交联结合和凝集红细胞，因此被称为红细胞不完全抗体。

新生儿溶血症、自身免疫性溶血和特发性自身免疫性贫血等疾病患者红细胞表面存在红细胞不完全抗体，可通过加入抗人球蛋白二抗作为桥联试剂，将表面结合有红细胞不完全抗体的待检红细胞相互连接产生可见凝集反应，即直接 Coombs 试验辅助诊断。如果抗红细胞抗体游离在血清中，可将待检血清和抗人球蛋白二抗试剂以及具有相应抗原的红细胞混合产生凝集反应，即间接 Coombs 试验检测母体内抗 Rh 抗体和血型不合输血产生的血型抗体。

（二）沉淀反应

可溶性抗原与相应抗体在液相或琼脂凝胶中相遇，在合适浓度的电解质参与下结合形成抗原抗体复合物，出现肉眼可见沉淀反应。根据反应介质不同，分为液体内沉淀反应和（半固体）凝胶内沉淀反应。目前，沉淀反应在实际中的应用主要有抗体效价的初步判断和临床体液蛋白质的定量检测等。

1. *液体内沉淀反应*　液体内沉淀反应包括絮状沉淀、环状沉淀和免疫浊度测定试验。前两者目前较少应用。免疫浊度测定，是在反应缓冲液中加入增浊剂，使待测的可溶性分子和抗体加快反应形成不溶性免疫复合物，从而产生浊度。利用现代光学仪器，结合自动化检测系统，采取透射比浊法或散射比浊法对体液中的生物活性物质，如人血清中多种免疫球蛋白、补体、C 反应蛋白，以及其他血浆蛋白含量进行定量分析（见本章第二节）。

2. *凝胶内沉淀反应*　抗原抗体反应可在琼脂凝胶介质中进行，当抗原抗体自由扩散相遇，浓度比例合适时，该位置可出现肉眼可见的白色沉淀线。包括单向琼脂扩散和双向琼脂扩散。单向琼脂扩散可用于抗原半定量，灵敏度达 10～20 mg/L；缺点是需 2～3 d 才能看到结果。双向琼脂扩散可根据沉淀线出现的数目、位置以及相邻二条沉淀带之间的融合、交叉、分枝等情况，进行抗原或血清抗体成分分析，以及初步测定抗体效价。

3. *免疫电泳技术*　免疫电泳技术是将蛋白质电泳和琼脂凝胶内沉淀反应相结合的一种常用免疫检测技术，包括火箭免疫电泳（rocket immunoelectrophoresis，RIE）、对流免疫电泳（counter immunoelectrophoresis，CIEP）、免疫电泳（immunoelectrophoresis，IEP）和免疫固定电泳（immunofixation electrophoresis，IFE）等方法。其中，火箭免疫电泳在临床检测已极少使用；免疫固定电泳技术对 M 蛋白的鉴定和分型，已成为多发性骨髓瘤的重要免疫学诊断依据。对流免疫电泳是指直流电场中进行的、定向加速免疫双扩散技术。在 pH 值为 8.6 的电泳缓冲液中，普通蛋白质等电点低于此 pH 值，带较多负电荷；抗体因等电点较高，带微弱负电荷。在电场作用下，置于阴极侧带负电荷的抗原以电场力作用为主泳向阳极侧；置于阳极侧抗体带微弱负电荷，而且分子量较大，以琼脂电渗力作用为主向负极侧移动。抗原、抗体的定向对流，在相遇时发生抗原抗体反应，在两者比例合适处形成乳白色沉淀线。对流免疫电泳技术较双向免疫扩散反应时间缩短，敏感性提高，可用于抗原或抗体定性分析以及血清抗体效价测定。具体应用见免疫学虚拟实验教程（http://

medicine. fudan. edu. cn/immunology/mianyi/index. html)。

四、补体参与抗原抗体反应

补体是存在于脊椎动物体液中具有酶活性、性质不稳定的一组蛋白质的总称。生理情况下，血清中大多数补体成分均以无活性酶前体形式存在。补体激活途径有 3 条：抗原抗体免疫复合物激活的经典途径、微生物直接激活的旁路途径，以及在识别病原体表面糖结构后活化的凝集素途径。补体活化产物参与天然免疫和适应性免疫效应，发挥介导细胞毒、调理吞噬、促炎和免疫复合物的清除作用。补体成分含量和活化异常，也参与自身免疫性疾病如全身性系统性红斑狼疮(SLE)等免疫相关疾病的发生与发展。

对补体活性和各成分含量的检测，有助于了解体内补体系统状况，对某些疾病诊断、发病机制研究具有重要意义。目前补体的测定主要有检测经典途径补体总活性的 CH50 实验和脂质体均相免疫溶破实验、检测补体旁路途径溶血活性的 AH50 实验、补体单个成分含量和裂解片段测定，如血清中含量较高的 C_3、C_4、B 因子等可用免疫比浊法以及补体遗传多态性的检测。

第二节　应用举例：免疫比浊法测定人血清 IgG 浓度

IgG 是体液免疫应答的主要效应分子，血清含量为 7～16 g/L。一些疾病如代谢性低丙种球蛋白血症、肾病、先天性或获得性免疫缺陷病等会导致血清 IgG 含量低下；血清 IgG 含量增高见于多数感染、活动性肝炎、系统性红斑狼疮、多发性骨髓瘤和原发性巨球蛋白血症等。定量检测人血清或其他体液中免疫球蛋白浓度的方法较多，包括免疫扩散、免疫电泳、免疫比浊以及酶免疫测定等。

免疫比浊法根据光学仪器接收的是透射光或散射光信号，分为免疫透射比浊法和免疫散射比浊法。免疫散射比浊法是指一定波长的光，沿水平轴照射浑浊溶液时，遭遇溶液中免疫复合物粒子，光线被颗粒粒子折射发生偏转，偏转角度与发射光波长和免疫复合物大小和多少密切相关。免疫散射比浊法需要专用仪器，通过测定散射光强度及偏转角度反映被测成分含量。免疫透射比浊法是指当光线通过反应液时，受到粒子光散射和光吸收影响，透射光强度减弱。减弱程度与溶液中不溶性免疫复合物含量，即浊度成正比。在保持抗体过量的情况下，浊度和待测可溶性分子浓度成正比。免疫透射比浊法，普通的全自动生化分析仪和分光光度计都能适用，通过测定吸光度值，参照标准品，即可推算样本中 IgG 的浓度。

【材料与试剂】

(1) 试剂Ⅰ：10 mmol/L Tris - HCl，pH 值 8.0 的缓冲液中 4%聚乙二醇- 6 000。

(2) 试剂Ⅱ：10 mmol/L Tris - HCl，pH 值 8.0 的缓冲液中羊抗人 IgG 抗血清。

(3) 人 IgG 标准品：以 10 mmol/l Tris，pH 值 8.0 的缓冲液稀释标准品。

(4) 待测血清样本：新鲜血液室温放置 30 min，再 4 ℃放置过夜，使血块收缩，4 ℃离心(3 000 转/分)10 min，取上清液，−20 ℃保存。

(5) 器材：分光光度仪、37 ℃水浴箱。

【实验步骤】

见表 14 - 1。

表 14 - 1　人血清 IgG 定量测定免疫比浊法

	空白管	IgG 标准品管	样本管
试剂Ⅰ(μl)	250	250	250
蒸馏水(μl)	2		
IgG 标准品(μl)		2*	
待测血清(μl)			2
	混匀,37 ℃水浴 5 min		
试剂Ⅱ(μl)	85	85	85
	混匀,37 ℃水浴 10 min		
	酶标仪读取吸光度值($A_{700\,nm}$)		

注：试剂Ⅱ抗血清效价可采用琼脂双向扩散法确立,确保试剂Ⅱ羊抗人 IgG 抗血清相对于待检人 IgG 处于过量。
*：4.0～45 g/L 范围内设立 5 个浓度梯度 IgG 标准品。

【结果观察】

(1) 以 6 个浓度梯度 IgG 标准品(第 1 点为 0 g/L)为横坐标(x),以对应吸光度($A_{700\,nm}$)为纵坐标(y)绘制线性标准曲线,将待测样本吸光度代入标准曲线,即可得出相应待测样本 IgG 浓度(g/L)。

(2) 在线性检测范围内,也可以用此简略方法计算：IgG 浓度(g/L)＝样本管吸光度/标准管吸光度×IgG 标准品浓度(g/L)。

【注意事项】

(1) 免疫浊度测定的影响因素有抗原、抗体相对比例,抗体亲和力和特异性,反应体系离子强度、酸碱度和温度等。

(2) 检测体系中的聚乙二醇(PEG)是非离子型亲水剂,有加速促进免疫复合物形成作用。2%～5%低浓度 PEG - 6000 可选择性沉淀大分子免疫复合物,但浓度高了,会产生非特异性聚集,造成假阳性结果。

(3) 在抗原过量的情况下会出现钩状效应,影响检测准确性。当样本浓度高出线性检测范围时,需要对样本进行稀释后再进行测定,测定结果计算时乘以稀释倍数。免疫散射比浊法专用散射仪,设置了抗原过量检测后的自动稀释功能,普通生化分析仪则无此功能。

(4) 样本要求：新鲜无溶血血清。

主要参考文献

1. 王兰兰. 临床免疫学检验[M]. 北京：人民卫生出版社,2017：283—298.

2. 柳忠辉,吴雄文. 医学免疫学实验技术[M]. 第 2 版. 北京：人民卫生出版社,2014：

204—215.

3. Kurata N, Tan EM. Identification of antibodies to nuclear acidic antigens by counterimmunoelectrophoresis [J]. Arthritis Rheum, 1976, 19(3): 574 - 580.

（陆 青）